UNIVERSALE
ECONOMICA
FELTRINELLI / SAGGI

ANTONELLA VIOLA
La via dell'equilibrio
Scienza dell'invecchiamento
e della longevità

Prima edizione in "Varia" maggio 2023
Prima edizione nell'"Universale Economica" giugno 2024

Stampa 3 Erre Srl - Orio Litta (LO)

ISBN 978-88-07-89896-9

A Marco

Sono stata una ragazza nel roseto
una ninfa. Quasi fantasma che stava
scomparendo
sono stata una ragazza di sedici anni
distesa. Ho attraversato il deserto
rapidamente, quasi volando,
una statua di pietra del Budda
dormiente, un Budda di cenere
sono stata. Una donna appesa.
Sono stata un uomo duro e forzuto.
Una eccentrica con un pesce in bocca
e poi il bambino dell'imperatore
del giardino orientale. Un albero
forse. Un topo. Un elefante, una lepre.
Un intero pianeta. Forse una stella
un lago. Acqua sono stata,
questo lo so. Sono stata acqua
e vento. Una pioggia su qualcosa
che ero stata tempo addietro.
Forse anche il mare.
E dunque – di cosa dovrei avere paura
adesso.

MARIANGELA GUALTIERI

1.
Un nemico da combattere?

On and on the rain will say
How fragile we are, how fragile we are

STING

1.1. Capelli bianchi e rughe. Saper distinguere i segni

Ho 53 anni e sto invecchiando. Non me lo dice solo il calendario, ma anche e soprattutto il mio corpo che cambia. Dentro e fuori. Da qualche giorno ho un paio di occhiali nuovi e mi accorgo di non poterne più fare a meno per lavorare al computer. Già da qualche anno mi sono arresa a utilizzarli per leggere libri e giornali. La prima volta è stata una sorpresa. Ero a Taranto, la mia città natale, per una serie di conferenze e una mattina ho incontrato un vecchio amico che non vedevo dai tempi del liceo. Stavamo passeggiando e a un certo punto lui se ne esce: "Ti dispiace se entro a prendere degli occhiali da lettura?". Lo accompagno dentro il negozio, tenendomi a distanza: io non ci avevo mai pensato, non ne avevo bisogno. Ma Gianni mi suggerisce di provare: "Abbiamo la stessa età, magari servono anche a te e non lo sai". Come si dice: con amici così, chi ha bisogno di nemici? Accade esattamente ciò che doveva accadere: mi metto gli occhiali con la gradazione più bassa e mi accorgo che leggo decisamente meglio.

Così ho comprato il mio primo paio di occhiali. Ho ricominciato a sfogliare quei libri che avevo messo da parte perché scritti con caratteri troppo piccoli, così tanto da darmi il mal di testa. Da allora, la gradazione è leggermente aumentata e io agli occhiali non riesco più a rinunciare, se non per guardare il telefono, cosa che ancora mi viene facilmente. Ma so che è solo questione di tempo: una mattina lo prenderò in mano e mi accorgerò che senza occhiali non leggo più i messaggi.

La presbiopia, cioè la graduale, progressiva e irreversibile perdita della capacità degli occhi di mettere a fuoco da vicino, non è segno di una malattia neurologica ma dipende dalla riduzione di elasticità del cristallino, una lente presente nel nostro occhio che si deforma naturalmente per mettere a fuoco le immagini. Col passare del tempo, il cristallino perde acqua, si indurisce e perde la capacità elastica che gli permette di deformarsi. La presbiopia non è dunque una patologia ma un difetto dovuto all'invecchiamento.

Certo, invecchiare non piace a nessuno. Giacomo Leopardi ha scritto che "*La vecchiezza è male sommo: perché priva l'uomo di tutti i piaceri, lasciandogliene gli appetiti; e porta seco tutti i dolori. Nondimeno gli uomini temono la morte, e desiderano la vecchiezza*". Gli uomini (e le donne…) vedono nella vecchiaia il loro vero nemico, ma continuano a temere la morte e si aggrappano alla vita, pur se "priva di piaceri e carica di dolori". Nello sguardo di Leopardi l'invecchiamento è l'ennesima violenza che la Natura ci impone, distruggendo il nostro corpo, rallentandolo e rendendolo disfunzionale.

Cominciamo con una domanda: se la vecchiezza è male sommo, significa che dobbiamo combattere l'invecchiamento come un nemico? Diffidate delle risposte semplici a questa domanda.

Innanzitutto, proviamo a riflettere sulla domanda stessa. Sembra naturale usare parole che appartengono al lessico militare come "nemico" e "combattere" per caratterizzare la nostra postura nei confronti dell'invecchiamento, non è vero? Strano, visto che non esiste nulla di più naturale del tempo che passa per noi organismi viventi. Non possiamo combattere contro il tempo. È una guerra persa in partenza. Possiamo però imparare ad abitare meglio il nostro corpo soggetto al tempo che avanza. Non dobbiamo rincorrere l'eterna giovinezza né la longevità a tutti i costi. Il punto non è fare di tutto per allungare gli anni di vita ma invecchiare in modo sano. Non solo: si può invecchiare in modo sostenibile. Sostenibile per noi e per il mondo attorno. Il nostro corpo ha tutti gli strumenti per farlo. Noi possiamo aiutarlo correggendo molti errori nello stile di vita, che determina il nostro benessere interagendo in modo decisivo con il nostro patrimonio genetico.

In senso ampio, la parola "invecchiamento" si riferisce ai cambiamenti che avvengono durante l'intera vita di un organismo. Da quando siamo nati, il nostro corpo subisce mutamenti continui. Ma quando parliamo di invecchiamento non ci riferiamo a ciò che accade al corpo di un bambino o di un adolescente che cresce. In senso stretto, l'invecchiamento è legato al concetto di perdita di funzione e a un decadimento che ci espone a un rischio maggiore di sviluppare malattie o andare incontro alla morte. Indica quei cambiamenti che si accumulano nel tempo e che, nell'insieme, ci rendono più vulnerabili. Invecchiare, da un punto di vista biologico, significa dunque diventare fragili.

Nel nostro immaginario, a fare dell'invecchiamento un nemico sono i segni attraverso i quali si manifesta. Ma quali segni esattamente? Quali sono quelli a cui dobbiamo davvero stare attenti? Solo a partire da qui potremo capire come agire per aiutare il nostro organismo a sostenere nel modo più corretto e sano il trascorrere del tempo.

Quando si tratta di capire perché invecchiamo e come possiamo tutelare la nostra salute, l'unica voce affidabile che abbiamo a disposizione è quella della scienza. Il punto è distinguere i segni disfunzionali da quelli che non lo sono e regolarci di conseguenza.

Non tutti i cambiamenti e i segni legati all'invecchiamento sono deleteri per la nostra salute. Per esempio, più o meno intorno ai quarant'anni di età – con le dovute eccezioni che possono spostare questa soglia più avanti o più indietro di diversi anni – i capelli iniziano a perdere colore. La causa di questo detestato fenomeno è un calo nella produzione di melanina da parte della pelle. I capelli bianchi sono certamente un segno di invecchiamento ma non rappresentano un problema di salute né rendono il nostro corpo meno forte. La stessa cosa vale per le rughe, che si accumulano sul nostro viso e ne modificano l'aspetto. Tuttavia, spesso impieghiamo molto più tempo e risorse a tentare di nascondere questi segni innocui dell'età piuttosto che a mantenere i muscoli forti o il cuore sano. Il motivo è che l'invecchiamento è un concetto in cui si mescolano biologia e cultura. E lo fanno in modo complesso. Con l'allungarsi della vita media e grazie a una maggiore conoscenza del nostro corpo e delle strategie per mantenerlo in forma, la nostra idea di vecchiaia è cambiata.

Pensiamo a Julia Roberts, Cindy Crawford o Isabella Ferrari, tutte over 50, e paragoniamole alle star cinquantenni di qualche decennio fa, come Bette Davis, Marlene Dietrich o Judy Garland: capiremo subito come l'età biologica conti, ma non è tutto.

In questo libro non si fanno promesse poco verosimili di longevità a tutti i costi. Il punto è piuttosto capire come stare nel nostro corpo più a lungo possibile in modo sostenibile, cioè mantenendoci sani in armonia con il pianeta. Salute e sostenibilità sono legate profondamente, oggi più che mai. Trovare un equilibrio sarà un obiettivo vano se ci occupiamo solo delle creme antirughe e delle diete dimagranti. Dobbiamo osservare i segnali giusti, ascoltando con più attenzione il nostro corpo. Così scopriremo che l'alimentazione e lo stile di vita, ma anche le dinamiche collettive che formano la società e che riguardano da vicino la nostra salute, si tengono insieme e hanno conseguenze su larga scala. Influenzano il mondo in cui viviamo e in particolare l'ambiente, che finisce per avere un effetto proprio sul nostro stare bene. Fingere di non vedere questa intimità tra noi e il mondo intorno non è più accettabile. Il nostro corpo e il nostro pianeta sono in fiamme.

1.2. Quando cominciamo a invecchiare?

Da un punto di vista culturale, l'età alla quale una persona è ritenuta anziana continua a spostarsi in avanti: siamo arrivati a considerare ragazzi e ragazze uomini e donne di mezza età (i quarantenni sono persone di mezza età, dato che l'aspettativa di vita media in Italia è di 84 anni). Ma in biologia esiste un momento in cui il corpo inizia a invecchiare? A questa domanda hanno cercato di rispondere molti ricercatori, arrivando a risultati diversi a seconda del tipo di analisi scelta.

Un punto di vista estremo dice che si invecchia da subito, già prima di nascere. L'esempio più forte a sostegno di questa teoria riguarda i gameti femminili, cioè gli ovociti. Il numero di ovociti raggiunge il suo picco nel periodo fetale (circa 7 milioni alla ventesima settimana di gestazione) e da allora inizia a diminuire: già al momento della nascita, alla bambina rimarranno "solo" 1-2 milioni di ovociti che si ridurranno fino a circa 300.000 all'inizio della pubertà. Questo significa che più del 95% degli ovociti presenti nelle prime settimane di vita morirà prima ancora che una bambina raggiunga i 13 anni.

Non solo: esistono dati solidi che mostrano una correlazione tra il mese di nascita e la durata della vita. Diversi ricercatori interpretano questo fatto come un effetto dell'ambiente in cui vive la madre sul feto in via di sviluppo (temperatura, disponibilità di cibi diversi, infezioni e altri fattori che hanno andamento stagionale).

Secondo alcuni scienziati, l'invecchiamento è un processo lento che inizia quindi con la nostra stessa esistenza e che però procederà a velocità differenti per ognuno di noi. Uno studio pubblicato nel 2015 ha analizzato una serie di marcatori di invecchiamento su oltre 1000 persone, nel periodo dai 26 ai 38 anni di età. Lo studio ha messo in evidenza la grande variabilità individuale in risposta ai dodici anni trascorsi: mentre alcuni soggetti non mostravano i segni del tempo, altri avevano l'età biologica di un sessantenne. Come vedremo più avanti, queste differenze dipendono in larga misura dall'interazione tra i geni che abbiamo ereditato e lo stile di vita che seguiamo.

Negli anni, molti ricercatori hanno perfezionato modelli e algoritmi in grado di identificare precisamente i segni dell'invecchiamento, magari attraverso un semplice prelievo di sangue. Quando il corpo cambia, cambia anche la nostra biochimica e questo si riflette, per esempio, sulla composizione dei nostri fluidi corporei. Esperimenti condotti sugli animali hanno dimostrato che il plasma (la parte liquida, quella privata delle cellule) di un animale giovane può ringiovanire animali vecchi, agendo in maniera positiva su diversi organi e tessuti, tra cui muscoli e ossa, fegato, cuore, pancreas, reni e cervello. Allo stesso modo, il plasma di un animale vecchio, se trasferito in uno giovane, può accelerare l'invecchiamento del cervello.

La ricerca scientifica vive da anni l'era delle tecnologie "omiche", cioè di quegli approcci che riescono a generare tantissime informazioni sulla composizione di un campione biologico. La scienza che studia tutte le proteine, per esempio, è la scienza proteomica, quella che analizza i lipidi è la lipidomica, mentre quella che studia i geni è definita genomica. Utilizzando un approccio di questo tipo, analizzando cioè circa 3000 proteine presenti nel sangue di 4263 adulti tra i 18 e i 95 anni, un gruppo di ricercatori ha concluso che l'invecchiamento non è proprio lineare ma è caratterizzato da balzi in avanti che si verificano, in media, a 34, 60 e 78 anni. La biochimica del sangue è quindi molto meno compiacente di quella che regola i nostri pensieri e percezioni. Qualche anno fa, un sondaggio che coinvolse circa 32.000 persone in 41 paesi riportò che l'età media alla quale l'essere umano inizia a sentire il peso del passare del tempo è intorno ai 60 anni, con grandi variazioni però tra le varie culture. Se in Cina ci si sente vecchi a 44 anni, in Italia non se ne parla neanche fino ai 70! Non solo: la percezione della soglia della vecchiaia si sposta in avanti proprio man mano che si invecchia, per cui se a 30 anni si pensa che si diventerà vecchi a 60 anni, superati i 60 anni si ritiene che l'invecchiamento arriverà non prima dei 75.

Al di là di come noi lo avvertiamo, gli studi sui marcatori molecolari dell'invecchiamento ci diranno sempre meglio cosa e quando cambia nel nostro corpo e probabilmente ci aiuteranno a trovare il modo per rallentare questo processo che sembra, però, inesorabile.

1.3. Geni egoisti, geni immortali

I biologi si interrogano da sempre non solo sui meccanismi responsabili dell'invecchiamento ma anche sul suo significato. Prima di esplorare le ragioni dell'invecchiamento da un punto di vista molecolare, proviamo a rispondere a una domanda esistenziale: perché gli esseri viventi devono invecchiare e morire? Come mai, da un punto di vista evoluzionistico, esiste un processo come l'invecchiamento?

La vita consiste nella riproduzione dei propri geni. Tutti gli esseri viventi presenti sulla Terra sono caratterizzati dall'avere il DNA, un lungo codice che rappresenta il manuale di istruzioni specifico per ogni organismo. L'informazione racchiusa nel DNA è necessaria perché un organismo si accresca, si nutra, si muova o stia immobile ancorato al terreno, fiorisca a maggio o abbia spine su tutto il corpo, sia in grado di parlare o di volare.

Lo scopo della vita, in senso biologico, consiste nel diffondere il proprio DNA, il proprio messaggio. È un po' come quello che accade tra gli esseri umani per le idee: scriviamo libri, apriamo blog, discutiamo animatamente con gli amici perché vogliamo diffondere i nostri pensieri, il nostro sapere o i nostri punti di vista. Negli altri organismi, dai batteri alle piante, dalle rane alle scimmie, l'informazione si trasferisce con la riproduzione di sé: generando nuovi esseri viventi che conservino il messaggio genetico del genitore e che lo consegnino, a loro volta, alle generazioni successive. Solo le informazioni che si tramandano nel tempo contano e rimangono.

In questo trasferimento vengono premiati – e dunque selezionati – quei messaggi genetici, cioè quei geni, che consentono agli individui di adattarsi meglio all'ambiente in cui vivono e di riprodursi con la migliore efficienza. Se un uccello si prende cura delle proprie uova, anche a scapito della sua stessa sopravvivenza, non lo fa per sé o per la specie ma perché i suoi geni lo spingono a farlo. I geni che spingono un uccello a riprodursi e prendersi cura dei pulcini si trasmetteranno alle generazioni successive; quelli che lo inducono a svolazzare, cantare e mangiare evitando gli impegni della famiglia sono invece destinati a scomparire.

Se quello che conta è riprodurre i propri geni, perché allora non consentire agli organismi di continuare a riprodursi indefinitamente senza mai invecchiare e morire? A questa domanda sensata si risponde spesso che la morte è necessaria per "far posto" a nuovi organismi, per garantire l'evoluzione e la disponibilità di risorse. Tuttavia, questa è, a mio avviso, una visione antropomorfizzata della Natura, considerata quasi come un essere intelligente in grado di scegliere cosa sia meglio per sé.

Nel 1976, il biologo britannico Richard Dawkins pubblicò *Il gene egoista*, oggi ritenuta una delle più importanti pubblicazioni scientifiche di sempre. Secondo la sua teoria, ora ampiamente accettata, i geni sono l'unità alla base dell'evoluzione. E loro sì che, passando di generazione in generazione, sono immortali. Gli individui sono dunque solo dei veicoli necessari per la trasmissione dell'informazione contenuta nei geni.

I singoli individui muoiono, ma i geni continuano a vivere nelle generazioni successive. Dal punto di vista evolutivo, la morte, seppure non necessaria, non rappresenta neanche un problema. Quello che conta è, invece, accelerare il processo che porta un organismo alla riproduzione: fare in modo che abbia la possibilità di trasferire i propri geni prima che qualcosa lo impedisca.

Gli individui vivono in un ambiente ostile, in cui la possibilità di morire per assenza di cibo o acqua, per incidenti, predatori o patogeni è altissima. In un ambiente senza scienza e tecnologia, la vita media di un essere umano non supera i 30 anni di età. Ecco che per "il gene egoista" non ha senso rendere i suoi veicoli immortali: per quanto essi possano diventare forti ed evitare il decadimento fisico, in condizioni naturali, non potranno evitare la morte.

Se diventare biologicamente immortali in un ambiente naturale non ha quindi senso, d'altro canto potremmo immaginare dei geni che ci impediscano di invecchiare. Gli esempi di organismi in grado di autoripararsi e rigenerare i propri tessuti ci lasciano pensare che questo sia effettivamente possibile. Tuttavia, prendendo come esempio gli esseri umani primitivi, se l'aspettativa di vita è di 30 anni, che vantaggio possono dare dei geni in grado di rallentare o impedire l'invecchiamento?

Invecchiare quindi, nella prospettiva dell'evoluzione, non è necessario ma è irrilevante: i geni si trasmettono più facilmente permettendo ai loro veicoli – i nostri corpi – di riprodursi presto piuttosto che mantenendoli sani e in vita a lungo.

Portando alle estreme conseguenze questa visione, si potrebbe anche immaginare che, se la durata della nostra vita media oggi si mantenesse o aumentasse ancora per un milione di anni e se gli esseri umani si riproducessero in età sempre più avanzata, le cose potrebbero cambiare e la selezione naturale potrebbe favorire la comparsa di geni anti-invecchiamento. Esperimenti fatti con i moscerini della frutta suggeriscono che sia proprio così. Ma i tempi dell'evoluzione sono lunghissimi ed è quindi più probabile che sarà la scienza della longevità a regalarci sorprese.

2.
Si può vivere più a lungo?

Peccato soltanto
che ci sarà il tempo
in cui dovremo dire:
Adesso è giusto riposare

LIGABUE

2.1. *Obiettivi*

Quando ho iniziato a studiare biologia non avevo uno scopo preciso, un obiettivo da raggiungere: mi piaceva capire, interrogare la Natura e cercare risposte non scontate. Il mio piacere era tutto nel percorso, non serviva avere una meta. Poi però, una volta entrata nel mondo accademico come ricercatrice, si è fatto strada in me il desiderio di raggiungere la vetta più alta, quella di professoressa ordinaria. E alla fine, circa dieci anni fa, la nomina è arrivata: Ordinaria di Patologia Generale presso l'Università di Padova. Quel giorno, quando andai a firmare in Ateneo, ero ovviamente molto felice, soddisfatta del mio percorso e delle scelte anche difficili che mi avevano portato a scalare la vetta nello stesso Ateneo che mi aveva visto, vent'anni prima, studentessa. Però ricordo anche che, dopo la prima mezz'ora di euforia, ho iniziato a percepire una sensazione tutt'altro che piacevole. Ricordo di aver pensato: e adesso? Cosa farò per i prossimi trent'anni? Davvero, poco più che quarantenne, sono già arrivata alla meta finale?

Mi ci è voluto qualche giorno, ma poi ho capito che la

nomina a professoressa ordinaria segnava il traguardo della prima metà della mia vita e che, se grazie alla medicina e a una buona dose di fortuna avessi avuto davvero davanti a me ancora altri quarant'anni da vivere, avrei certamente percorso nuove strade che avrebbero a loro volta disegnato nuovi obiettivi.

Grazie alla poesia e alla letteratura abbiamo esperienza di pensieri, emozioni e sentimenti che nel corso dei secoli sono rimasti immutati e che potrebbero essere attribuiti a una donna vissuta nel Cinquecento così come ai nostri giorni. Altri, invece, risentono dei tempi in cui si vive, delle scoperte scientifiche e di come queste cambiano la nostra cultura. Il giorno della mia nomina a professoressa di Patologia ho provato un senso di spaesamento e di libertà allo stesso tempo. Se fossi stata una scienziata nata nel XIX secolo, non avrei mai potuto pensare in quello stesso modo. Perché, rispetto ad allora, la nostra aspettativa di vita è raddoppiata.

2.2. *Vita media*

La vita media degli esseri umani, nel mondo, è di circa 73 anni. In Italia, un paese molto longevo, l'aspettativa di vita media è di 84 anni.* (secondo uno studio condotto dal network sanitario statunitense NiceRx e pubblicato a dicembre 2022). Tuttavia, dalla loro comparsa sulla Terra fino al 1900, gli esseri umani hanno sempre goduto di un'aspettativa di vita media piuttosto costante, intorno ai 30-40 anni di età. Soltanto nel XX secolo le cose sono cambiate, grazie alla scienza e alla tecnologia.

* Secondo uno studio condotto dal network sanitario statunitense NiceRx e pubblicato a dicembre 2022.

Il più grande cambiamento si deve a una straordinaria conquista scientifica: a un certo punto abbiamo capito che gran parte delle malattie dipende dai microbi. Oggi ci sembra scontato pensare che esistano batteri e virus, che lavarsi le mani, sterilizzare gli strumenti chirurgici o bere acqua potabile siano attività fondamentali per la nostra salute. Ma non è sempre stato così. Ignác Semmelweis, il medico ungherese che per primo, nel 1847, capì l'importanza di lavarsi le mani prima di dedicarsi ai pazienti, venne deriso e umiliato dai suoi colleghi, al punto di finire i suoi giorni in manicomio. In seguito, gli studi di Louis Pasteur e di Robert Koch dimostrarono l'esistenza dei microbi e che proprio i microbi sono la causa delle malattie che da sempre flagellano l'umanità. Queste scoperte hanno inaugurato una lenta ma radicale trasformazione nella gestione della sanità, raddoppiando nell'arco di un secolo la speranza di vita media. Le vaccinazioni di massa e l'uso degli antibiotici, da una parte, e la disponibilità di acqua potabile, le reti fognarie e i controlli sugli alimenti, dall'altra, ci hanno permesso, insieme alla maggiore disponibilità di cibo e a scoperte mediche fondamentali, tra le quali l'insulina e le trasfusioni, di diventare vecchi.

Se, da un lato, aumentare la speranza di vita è un obiettivo a cui tutti i paesi dovrebbero tendere, perché questo significa che la popolazione gode di risorse economiche e sociali che ne tutelano la salute, dall'altro il progressivo invecchiamento della popolazione rappresenta anche una sfida a livello sociale. Pensiamo per esempio al rapporto fra lavoratori e pensionati, che si riduce sempre di più mettendo in crisi il sistema economico, soprattutto se accompagnato da un crollo della natalità e da un ingresso dei giovani nel mondo del lavoro sempre più avanti negli anni. Anche da un punto di vista puramente sanitario, l'invecchiamento rappresenta una sfida che la nostra società deve imparare ad affrontare. Una sfida che la scienza ha deciso di accettare.

Tra la medicina personalizzata – disegnata per rispondere alle esigenze di ogni corpo –, la medicina rigenerativa – che ci promette di poter dare nuova vita a tessuti e organi usurati da tempo o malattia – e la ricerca sugli stili di vita – che ci suggerisce come vivere il presente per proteggere il nostro futuro –, la ricerca biomedica ci sta guidando verso la conquista di una nuova meta: non solo vivere sempre più a lungo ma, soprattutto, sempre più in salute.

Se, infatti, è vero che oggi si vive in media oltre gli 80 anni, è altrettanto vero che spesso gli ultimi dieci, venti o persino trent'anni di vita sono segnati dalla presenza di malattia. La lotta all'invecchiamento è diventata la grande sfida dei nostri tempi. E su di essa si concentrano molti ricercatori e moltissimi capitali.

Le domande aperte sono però ancora tante: si può davvero invecchiare liberi da malattia e dolore? E fino a che punto possiamo spingerci attraverso la ricerca? Esiste un limite biologico oltre il quale non possiamo andare e, se sì, qual è?

2.3. 122

Jeanne Calment, mancata nel 1997 all'età di 122 anni e 164 giorni, è ad oggi la persona più longeva che sia mai esistita. Nonostante nei testi sacri di provenienza diversa siano riportati esempi di uomini ultracentenari, tra cui spicca Matusalemme con i suoi 969 anni, da quando gli studiosi si sono presi la briga di prestare attenzione alla longevità umana e di verificare i dati e le informazioni, Jeanne con i suoi 122 anni segna il limite conosciuto alla vita umana.

La vita di Jeanne Calment, una tranquilla casalinga di Arles, la cittadina della Provenza che ha ispirato diversi dipinti di Vincent van Gogh, non ha destato particolare curiosità fino al 1988, quando, proprio in occasione del centenario per celebrare il soggiorno del pittore nella città, Jeanne dichiarò di averlo conosciuto da ragazza e di averne avuto, fra l'altro, una pessima impressione. Da allora e per gli ultimi anni della sua vita, Jeanne è stata oggetto di interesse da parte della comunità scientifica che si occupa di gerontologia, cioè della scienza dell'invecchiamento. E l'interesse non si è spento con la sua morte, perché non solo l'età biologica di Jeanne ma la sua stessa identità sono state messe in discussione più volte da parte degli studiosi.

Il motivo è che prima di lei nessuno aveva mai superato la soglia dei 120 anni e neppure vi si era avvicinato. Se andiamo infatti a ritroso nel tempo, prima di Jeanne la persona più longeva era stata Anna Eliza Williams, morta nel 1987 all'età di 114 anni e 208 giorni. E se continuiamo ad arretrare in cerca dei campioni – o meglio, delle campionesse – di longevità scopriamo che fino a Jeanne gli incrementi nella durata massima di vita erano sempre stati piccoli, di alcuni mesi. Fannie Thomas era mancata nel 1981 all'età di 113 anni e 283 giorni, mentre, prima di lei, nel 1928, Delina Filkins aveva raggiunto la vetta di 113 anni e 214 giorni. Un salto in avanti di ben otto anni (dai 114 anni di Anna Eliza Williams ai 122 di Jeanne Calment) sembra davvero incredibile, al punto che, nel 2018, degli scienziati russi sostennero una tesi estrema: Jeanne non era lei, bensì sua figlia che, alla morte della madre, ne aveva preso l'identità!

Leggendo la storia di Jeanne, e soprattutto i diari che riportano le sue abitudini durante gli ultimi dieci anni di vita, non si può che rimanere fortemente stupiti dalla sua vitalità e persino agilità. Tuttavia, per quanto la sua lunga vita possa risultare sorprendente, la scienza ha smentito le bizzarre teorie che hanno messo in dubbio la sua identità e oggi concorda nel ritenere che Jeanne sia stata davvero, e di gran lunga, la persona più longeva mai esistita. Finora.

2.4. *Un tetto flessibile*

Esiste un limite massimo alla durata della vita?

Nell'ultimo secolo, abbiamo visto, la durata di vita media dell'essere umano è più che raddoppiata grazie all'innovazione scientifica e tecnologica. Possiamo immaginare, dunque, che continuando a migliorare le condizioni di vita, modificando l'ambiente circostante e riuscendo a curare sempre più malattie diventeremo immortali? Come accade spesso nella scienza di fronte a domande così complesse, la risposta più giusta è che non lo sappiamo. In realtà, quello della durata massima di vita di un essere umano è un argomento su cui scienziati di diversa formazione si confrontano da molto tempo.

Per semplificare potremmo dire che ci sono due punti di vista estremi. Il primo ritiene la morte un evento ineluttabile. Secondo questa visione, la vita umana avrebbe un limite di tempo massimo, biologicamente determinato e quindi difficilmente superabile. A seconda degli studi e degli approcci, tale limite varia tra i 120 e i 150 anni. D'altro canto, c'è chi invece ritiene che il tetto semplicemente non esista o, per lo meno, non sia rigido.

Una delle prime analisi che hanno tentato di stimare il limite della vita umana si è basata sul semplice uso della statistica. Nel 1825, il matematico britannico Benjamin Gompertz analizzò i dati demografici dimostrando che, a partire dall'età di 20 anni, il rischio che una persona ha di morire aumenta esponenzialmente ogni anno. Egli quindi concluse che, a un certo punto, per quanto si possa fare, quel rischio deve necessariamente raggiungere il 100%. Il ragionamento, in effetti, non fa una piega. E proprio usando questo metodo, nel 1996, un altro matematico calcolò che il limite massimo per la vita di un essere umano è di circa 120 anni, calcolo che pare molto verosimile, considerando che, ad oggi, c'è stata una sola persona ad aver superato questa età.

Tuttavia, la domanda resta aperta: può la ricerca biomedica ridurre il rischio di morte e quindi modificare o cancellare il limite?

Quello che possiamo dire osservando i dati è che, per il momento, la scienza sta consentendo a sempre più persone di avvicinarsi a quel tetto, che sia esso fisso o deformabile. Col passare del tempo, infatti, l'età massima raggiunta dai campioni di longevità è aumentata, come dimostra non solo Jeanne Calment ma anche Sarah Knauss (ebbene sì, sempre una donna) che è mancata nel 1999 (quindi dopo Jeanne) all'età di 119 anni. Jeanne e Sarah attestano che, di recente, quella fatidica soglia dei 120 anni, prima così lontana, si sta lentamente avvicinando. Ciò non significa che avremo molti altri casi di persone in grado di arrivarci, ma che statisticamente le probabilità stanno aumentando. Del resto, secondo le stime delle Nazioni Unite, il numero di ultracentenari viventi (573.000) nel 2020 era venti volte superiore a quello di cinquant'anni fa.

Come vedremo, molte ricerche si sono dedicate a cercare la chiave dell'immortalità provando ad agire sui meccanismi molecolari che si ritengono responsabili dell'invecchiamento. Mentre la scoperta e l'uso di vaccini e antibiotici, insieme alla disponibilità di cibo, acqua potabile e di un sistema sanitario più o meno efficiente, ma comunque migliore che nei secoli precedenti, hanno avuto un impatto impressionante sulla vita media della popolazione, raddoppiandola in pochi anni soprattutto grazie al crollo della mortalità infantile, non è accaduta la stessa cosa per la durata di vita massima. E, del resto, non ci si aspettava che fosse così. La sfida quindi è comprendere le ragioni biologiche, molecolari dell'invecchiamento e agire in modo specifico su di esse.

3.
La vita delle cellule

Suddenly
I'm not half the man I used to be
There's a shadow hanging over me
Oh, yesterday came suddenly

THE BEATLES

3.1. Tempo biologico

La prima volta in cui mi sono sentita vecchia avevo 39 anni. Io e mio marito avevamo pensato che fosse il momento per avere un terzo figlio. I primi due erano arrivati dieci e otto anni prima, senza che lo cercassimo, in momenti complicati della nostra vita professionale. Ho saputo della prima gravidanza pochi giorni dopo aver deciso di lasciare Basilea, dove avevo trascorso cinque anni faticosi e indimenticabili in uno dei migliori centri al mondo per lo studio dell'immunologia. Mi trasferivo a Roma perché lì vicino, a Monterotondo, stava partendo il progetto di un nuovo istituto di ricerca europeo. Non era un buon momento per avere un bambino, perché il mio lavoro richiedeva ancora tanto impegno, tempo e sacrifici. Così come non lo era la seconda volta, con Dario. Mi ero da poco trasferita a Padova per iniziare la carriera accademica e guidare il mio primo gruppo di ricerca, in totale autonomia. E avevo un bambino di un anno e mezzo di cui occuparmi. Alle soglie dei 40 anni, invece, mi sentivo finalmente serena: io e mio marito vivevamo insieme da un paio d'anni (prima per le diverse esigenze lavorative non era stato possibile), i bambini erano cresciuti e il mio gruppo di ricerca presso l'Istituto clinico Humanitas era solido e affermato. Potevo finalmente godermi una gravidanza senza troppe preoccupazioni, rinunce e sensi di colpa.

Il terzo figlio, però, non è mai arrivato. Evidentemente per me era passato il tempo della riproduzione. A 39 anni il mio tempo biologico era finito.

Capire che si era chiuso per sempre un capitolo così importante della mia esistenza è stato traumatico, non lo nascondo. Al punto che, negli anni successivi, nessuna ruga, capello bianco o cambiamento nelle forme del corpo mi ha più fatto effetto. Il mio corpo era invecchiato prima che io me ne accorgessi. Nonostante i capelli lunghi e scuri, la pelle ancora senza troppi segni, i jeans e le sneakers mi facessero sembrare e anche sentire una ragazza, il mio corpo mi avvertiva che non lo ero più.

3.2. 32 trilioni di cellule

L'invecchiamento è accompagnato da una ridotta o alterata funzionalità di tutti gli organi e tessuti del nostro corpo, dai muscoli al cervello, dal midollo osseo ai reni. Noi invecchiamo perché invecchiano i nostri organi. E, poiché l'unità che costituisce gli organi e i tessuti è la cellula, noi invecchiamo perché invecchiano le nostre cellule. Ma come e perché invecchia una cellula? Nel linguaggio scientifico si parla di senescenza cellulare.

Il corpo di un umano adulto contiene circa 32 trilioni di cellule. Tutte si sono sviluppate a partire dall'unica cellula zigote, formatasi durante la fecondazione di un ovocita da parte di uno spermatozoo. La cellula zigote ha la potenzialità di creare un intero organismo: di diventare cioè neurone, osso, muscolo, occhi, pelle, globuli rossi e tutte le altre (circa) 200 varietà di cellule diverse che svolgono specifiche funzioni nel nostro corpo complesso.

All'inizio, durante le prime ore dopo la fecondazione, la cellula zigote si divide in cellule identiche che dopo qualche giorno iniziano a differenziarsi. Lo zigote e le prime cellule che ne derivano sono definite totipotenti: possono diventare qualunque tipo di cellula, incluse quelle che formano la placenta. Un po' come un bambino sul quale il mondo inizia ad agire, man mano che il processo di sviluppo prosegue, le cellule perdono potenzialità e acquisiscono specializzazione. Le mille strade possibili si restringono man mano, scelta dopo scelta, e ci portano a essere gli adulti che siamo: definiti e quindi limitati nei nostri ruoli professionali e personali. La perdita di potenzialità, anche per la cellula, è il prezzo da pagare per diventare in grado di svolgere al meglio un determinato compito. Ecco che nel tempo, a partire da una cellula totipotente, si generano cellule con potenzialità ridotte: le pluripotenti, come le cellule staminali embrionali, che possono creare tutte le cellule del corpo (ma non quelle della placenta); le multipotenti, come le cellule staminali del midollo osseo, che riescono a generare i vari elementi cellulari del sangue; le oligopotenti, come quelle vascolari, capaci di dare vita a un numero limitato di tessuti; e infine le unipotenti, quelle capaci di riprodursi ma di generare un solo tipo di cellula matura, come accade per la pelle.

Durante la formazione di un embrione o l'accrescimento del nostro corpo durante l'infanzia e l'adolescenza, le cellule si moltiplicano. Basti pensare, appunto, che la nostra vita inizia con una singola cellula, lo zigote, e porta alla generazione di oltre 32 trilioni di cellule in un adulto per capire quanto il processo di divisione cellulare sia importante. La divisione cellulare prosegue anche nell'adulto con lo scopo di mantenere in equilibrio – omeostasi – il nostro corpo e di rigenerare tessuti danneggiati o riparare ferite. Tuttavia, la maggior parte delle nostre cellule si trova in uno stato che definiamo di quiescenza: la cellula non si moltiplica attivamente ma riposa, mantenendo però la capacità di dividersi qualora fosse necessario.

La capacità di alcune nostre cellule di rispondere agli stimoli, svegliarsi e proliferare è infatti fondamentale per garantire la sostituzione di cellule che sono state perse. Le cellule della pelle, per esempio, sono costantemente rinnovate grazie a una popolazione di cellule staminali che regola la propria capacità replicativa tra quiescenza e proliferazione. Nel fegato, invece, sono gli stessi epatociti che possono indurre la rigenerazione a seguito di un danno. La quiescenza cellulare è dunque una forma di riposo, necessario a proteggere la cellula ed evitare l'esaurimento delle sue capacità replicative, cioè la senescenza.

3.3. Danno e risposta

Una cellula senescente è una cellula che non solo non si divide, ma che ha anche perso la capacità di farlo. Essa non risponderà agli stimoli come la cellula quiescente ma rimarrà nel suo sonno senza che nessun principe azzurro sia in grado di svegliarla.

Il concetto di senescenza cellulare venne proposto nel 1961 da Leonard Hayflick e Paul Sidney Moorhead, grazie a un esperimento in cui osservarono la capacità replicativa di fibroblasti (un tipo di cellula presente nei tessuti animali). In quegli anni si riteneva che le cellule, messe nelle opportune condizioni, potessero replicarsi senza limite, che non avessero quindi un "orologio" interno a scandire il loro tempo. I ricercatori osservarono invece che, dopo circa cinquanta cicli di divisione, i fibroblasti perdevano la capacità di replicarsi ma non morivano, diventando, appunto, senescenti. Questi risultati suggerirono un'ipotesi interessante per spiegare l'invecchiamento: le cellule hanno una capacità replicativa limitata nel tempo e, una volta esaurita, non saranno più in grado di riparare un tessuto danneggiato. La scoperta della senescenza ci fece capire che le cellule invecchiano.

Da quegli esperimenti del 1961, però, molta strada è stata fatta dalla ricerca scientifica per dimostrare che effettivamente la senescenza cellulare è legata all'invecchiamento e ai problemi che lo accompagnano.

Oggi sappiamo che la senescenza può essere indotta da diversi fattori. Sebbene, come vedremo, essa abbia un importante ruolo fisiologico e protettivo e sia presente in tutte le fasi della vita di un organismo, gli stimoli che inducono una cellula ad abbracciare questo stadio terminale della sua vita sono spesso segnali di stress.

Uno dei tipici meccanismi che causano la senescenza è il danno a livello del materiale genetico. Una cellula danneggiata nel suo DNA è chiaramente un pericolo per l'integrità del nostro corpo; esiste infatti una risposta innescata dalla presenza di DNA danneggiato (DNA Damage Response, o DDR). L'attivazione della DDR porta una cellula a bloccare la sua attività replicativa per evitare che l'errore genetico si propaghi. Se il danno non può essere riparato, la cellula diventerà senescente.

Lo stesso meccanismo protettivo è alla base della senescenza replicativa degli esperimenti di Hayflick e Moorhead. In quel caso, le cellule smettevano di dividersi a causa di un fenomeno noto come accorciamento dei telomeri.

I telomeri sono i pezzetti terminali dei nostri cromosomi e hanno una funzione protettiva, come il cappuccio di una penna. Questi pezzetti di DNA e proteine garantiscono l'integrità dei cromosomi e quindi del codice genetico. Durante la divisione cellulare, che permette a una cellula madre di generare due cellule figlie, il DNA viene duplicato per garantire a entrambe le cellule figlie di avere i propri cromosomi. I telomeri però, a differenza del resto dei cromosomi, non vengono duplicati se non in presenza di un particolare enzima, chiamato telomerasi. L'enzima telomerasi manca però nella maggior parte delle nostre cellule e quindi, ogni volta che una cellula si duplica, i telomeri si accorciano fino ad arrivare a un punto che non ne consente più la funzione protettiva. L'accorciamento dei telomeri, dovuto anche alla difficoltà di riparare i danni che si generano in questa particolare regione del DNA, causa quindi una risposta protettiva (DDR) che spinge la cellula verso la senescenza. Per queste caratteristiche, i telomeri sono spesso considerati un vero e proprio orologio biologico che scandisce il tempo a disposizione delle nostre cellule.

3.4. Un sonno profondo che ci protegge

Nonostante sia coinvolta nell'invecchiamento e nonostante il nome ci faccia pensare a un processo tipico dell'ultimo periodo della vita, noi abbiamo esperienza della senescenza ancora prima di nascere. In diverse specie animali, incluso l'essere umano, le cellule embrionali vanno in senescenza in momenti specifici dello sviluppo e questo processo è fondamentale per regolare il normale accrescimento del feto. Durante lo sviluppo embrionale, le cellule senescenti appaiono in zone specifiche e in precisi momenti dello sviluppo, diversi per ogni specie, a indicare che la loro comparsa non è casuale o determinata da qualche forma di danno cellulare, ma rappresenta un processo essenziale orchestrato nel tempo e nello spazio. L'azione delle cellule senescenti nel modellare lo sviluppo embrionale dipende probabilmente dalle molecole che esse producono e rilasciano. Se infatti la cellula senescente sembra addormentata perché incapace di replicarsi, in realtà essa è molto attiva nella comunicazione. Potremmo immaginarla come una bella addormentata del futuro, distesa, immobile e con gli occhi chiusi ma collegata in rete e molto attiva sui social! Grazie ai segnali chimici che inviano alle cellule circostanti, le cellule senescenti partecipano dunque a quel processo di differenziamento cellulare così essenziale durante le prime fasi dello sviluppo di un embrione. La loro azione è però limitata nel tempo, nel senso che queste cellule, dopo essere comparse, vengono rapidamente rimosse. L'inizio della nostra vita è dunque un programma che include non solo la replicazione cellulare ma anche la senescenza e persino la morte delle cellule, il processo chiamato apoptosi. Mentre alcune cellule si addormentano strategicamente, altre, infatti, muoiono altrettanto strategicamente. L'apoptosi, o morte cellulare programmata, elimina cellule che non sono necessarie o che sono potenzialmente pericolose. Durante lo sviluppo di un animale, si creano diverse strutture che saranno poi rimosse grazie all'apoptosi. Questa possibilità di rimozione garantisce una grande flessibilità, poiché strutture primordiali possono essere adattate a svolgere nuovi compiti in stadi specifici della vita o in relazione al sesso degli animali. Per esempio, i dotti di Müller sono strutture embrionali che nelle femmine daranno origine all'utero ma che nei maschi saranno eliminate. Allo stesso modo, l'apoptosi eliminerà dagli adulti di insetti e anfibi che compiono la metamorfosi quei muscoli o quei neuroni che permettevano alle larve di muoversi. Inoltre, non va dimenticato che noi esseri umani siamo in qualche modo simili a un computer con programmi aggiornati, ma che conserva all'interno codici vecchi, rimasti lì anche se non più utilizzati. Questi codici "inutili", se non in quanto legami con la nostra storia evolutiva di animali, vengono spesso eliminati dalla morte cellulare programmata. La senescenza e la morte cellulare sono quindi due processi complementari che ci accompagnano sin dai primi giorni della nostra vita.

Oltre alla sua funzione essenziale durante lo sviluppo dell'embrione, la senescenza è un meccanismo legato alla riparazione dei tessuti danneggiati. L'enorme capacità comunicativa delle cellule senescenti gioca un ruolo chiave nel guidare la risposta immunitaria e rigenerativa a seguito di un danno, una lesione di un tessuto o di un organo. I ricercatori hanno dimostrato che la senescenza cellulare accelera e migliora il processo di guarigione di una ferita, la rigenerazione dei tessuti e che limita la fibrosi, quel processo che può instaurarsi a seguito di un danno d'organo (per esempio a livello epatico o polmonare) in cui le cellule perdute sono rimpiazzate da molecole o, più propriamente, da tessuto connettivo non funzionale.

È quindi molto probabile che questa funzione così importante per lo sviluppo degli animali e per la rigenerazione dei loro tessuti sia poi stata utilizzata, dall'evoluzione, anche per impedire la crescita dei tumori.

Un tumore rappresenta una crescita anomala di un tessuto che si ha quando le cellule si moltiplicano più di quanto dovrebbero. La regolazione della divisione cellulare è complessa, ma qui ci basti sapere che nelle nostre cellule esistono geni che ne favoriscono o bloccano la riproduzione. I primi sono detti proto-oncogeni mentre i secondi oncosoppressori. Se un proto-oncogene subisce una mutazione (cosa che può accadere per diverse ragioni) si può trasformare in un vero e proprio oncogene, cioè in un gene che spinge la cellula a proliferare più del normale. Allo stesso modo, una mutazione a carico di un gene oncosoppressore, che normalmente frena la divisione, può provocare un'accelerazione nella duplicazione. Mutazioni in queste categorie di geni sono quindi estremamente pericolose perché possono favorire la formazione di un tumore. La senescenza, però, impedisce che questo accada, congelando la cellula mutata in un sonno profondo. Come ci dimostrano i nostri nei. Quelle piccole macchie scure che abbiamo sulla pelle sono costituite da melanociti senescenti. I nei sono dei tumori benigni di melanociti che spesso hanno una mutazione che attiva un oncogene. L'attivazione della senescenza blocca la proliferazione di questi melanociti mutati e così solo raramente questi si trasformano in melanoma.

Ma se una cellula deve essere bloccata per il corretto sviluppo dell'embrione o perché pericolosa in quanto portatrice di mutazioni o danni al DNA, perché non eliminarla? Che vantaggio ha la senescenza rispetto alla morte cellulare? Uno solo: la comunicazione. Una cellula senescente è infatti capace di comunicare col resto del corpo e attivare un meccanismo sia difensivo sia rigenerativo.

Le cellule senescenti, infatti, sono metabolicamente attive e producono molecole che agiscono non solo sulle cellule vicine, controllandole, ma anche a distanza, attivando il sistema immunitario. Probabilmente proprio a causa della sua ancestrale funzione nella riparazione delle ferite, le molecole rilasciate dalla cellula senescente allertano il sistema immunitario e richiamano nel tessuto altre cellule che potranno eliminare il danno e guidare il processo di riparazione, rigenerazione e guarigione. Non sappiamo ancora cosa permetta a una cellula sotto stress di scegliere tra la senescenza e la morte, ma è probabile che ciò dipenda sia dal tipo di cellula, dal suo programma interno, sia dal tipo di stimolo ricevuto. Quello che è chiaro è che la cellula senescente non solo non è morta ma è anche più resistente alla morte rispetto alle altre cellule. E questo ha molte implicazioni nella terapia del cancro.

3.5. Un problema di energia

La senescenza ci protegge quando una cellula rischia di degenerare in tumore, ma d'altra parte è la conseguenza di un danno. Abbiamo visto che il danno al DNA può infatti spingere una cellula verso la senescenza, ma questo può accadere anche in risposta a problemi che riguardano altre sue parti essenziali.

I mitocondri sono classicamente definiti come le centrali elettriche delle cellule. Sono dei piccoli organelli dotati del loro proprio DNA (il DNA mitocondriale) e simili ai batteri. Si pensa che circa 2 miliardi di anni fa una cellula più grande e complessa della cellula batterica abbia inglobato gli antenati degli attuali batteri e, invece di digerirli, sia iniziata una convivenza che ha portato grandi benefici evolutivi. Oggi, tutte le cellule che compongono animali, piante, funghi e protozoi contengono al loro interno i mitocondri e, grazie ad essi, respirano.

Quando parliamo di respirazione cellulare, ci riferiamo a quel processo per cui la cellula produce energia consumando ossigeno. Quando mangiamo, i nutrienti assorbiti vengono trasportati attraverso la circolazione sanguigna in tutti i distretti del nostro corpo. Ricevere zuccheri, proteine e grassi è di fondamentale importanza per la cellula: non solo per avere gli ingredienti di base per costruire le strutture che la compongono, ma anche e soprattutto per ricavare energia immediatamente utilizzabile. Attraverso la combustione dei nutrienti, la cellula ricava l'energia necessaria per mantenersi in vita e svolgere tutte le sue funzioni. Per questa ragione l'ossigeno è così importante per la vita: se le cellule del nostro corpo non ne ricevono, anche solo per pochi minuti, iniziano a morire per mancanza di energia. A differenza di un'automobile o di uno smartphone, infatti, nel caso della cellula l'energia è indispensabile non solo per il suo funzionamento ma per la sua stessa esistenza. Se il nostro telefono si scarica – cioè resta senza energia –, non funziona più ma, una volta ricaricato, potrà ripartire. La cellula invece, per esistere, deve consumare energia. Nella membrana che racchiude la cellula e ne rappresenta i confini devono funzionare incessantemente delle pompe che hanno lo scopo di scegliere ciò che può entrare e ciò che deve uscire. Bloccare queste pompe, la cui attività richiede energia, significa distruggere i confini della cellula, che si riempirà d'acqua e morirà. Esistere, per una cellula, significa separare un dentro dal fuori e questo processo ha bisogno costantemente di energia. Per assicurare la produzione di energia, i mitocondri lavorano incessantemente e possono quindi subire dei danni. Molte volte in passato mi è capitato di sentirmi stanca e che qualcuno mi ricordasse che non ne avevo motivo perché ancora giovane. E, ogni volta, dentro di me sorridevo e ripetevo una frase che avevo sentito dire da Lella Costa durante uno spettacolo: non contano gli anni, contano i chilometri che abbiamo fatto!

Come per il motore di una macchina, il danno ai mitocondri può dipendere da un errore di progettazione (e in questo caso si manifesta presto), da fattori esterni (come l'uso di un carburante inappropriato) o dall'usura.

La senescenza indotta dall'usura dei mitocondri ha quindi un ruolo fondamentale nell'invecchiamento. Un incredibile lavoro pubblicato a fine 2022 ha mostrato chiaramente il legame esistente nei vermi tra invecchiamento e mitocondri. Inserendo sui mitocondri dei vermi una proteina in grado di catturare la luce e produrre energia, i ricercatori sono riusciti a prevenire l'usura dei mitocondri e ad allungare così la vita dei vermi. Sarebbe bello se si potesse fare negli esseri umani: potremmo ringiovanire, mentre, sdraiati in spiaggia, prendiamo il sole!

3.6. *Omeostasi e senescenza*

Con il passare del tempo sempre più cellule abbandonano lo stato di vigile riposo per diventare senescenti. L'invecchiamento è infatti accompagnato da un aumento esponenziale di cellule incapaci di dividersi. E questo causa non pochi problemi al nostro corpo.

L'accumulo di cellule senescenti ha infatti due conseguenze: da un lato, si riduce la capacità dei tessuti di rigenerarsi, perché diminuiscono le cellule in grado di dividersi; dall'altro, si instaura un processo di infiammazione cronica, a causa del rilascio di molecole che agiscono su tutti gli organi del corpo.

La senescenza, che è così importante nel corso della vita per proteggerci dai tumori e per favorire la guarigione dei tessuti danneggiati, diventa nel tempo un fattore negativo. Infatti, l'aumento delle cellule senescenti contribuisce direttamente al deterioramento delle funzioni tipico dell'età avanzata. E, può sembrare un paradosso, contribuisce anche allo sviluppo dei tumori. Esperimenti effettuati in laboratorio hanno dimostrato che il trasferimento di cellule senescenti in animali giovani causa deterioramento di diversi organi e accorciamento della vita media. Inoltre, diversi gruppi di ricerca hanno comprovato, in modelli animali di malattia, il coinvolgimento delle cellule senescenti in patologie umane tipicamente associate all'età avanzata, tra cui la malattia di Alzheimer e il morbo di Parkinson.

Ma come mai questo meccanismo così importante per mantenere l'omeostasi del nostro corpo perde esso stesso l'equilibrio? Perché le cellule senescenti si accumulano nel tempo andando così a causare danno invece che proteggerci? Perché non vengono rimosse?

Non c'è una risposta secca e semplice a questa domanda, ma si ritiene che sull'accumulo delle cellule senescenti giochino due fattori: il danno, che ne genera sempre di più, e l'invecchiamento del sistema immunitario, che ne rimuove sempre meno. Normalmente, infatti, le cellule senescenti, grazie alle molecole che rilasciano, sono in grado di attivare le cellule dell'immunità che, a loro volta, le eliminano. Tuttavia, come vedremo in seguito, il sistema immunitario non è esente dall'invecchiare.

Negli ultimi anni è diventato sempre più forte il legame tra accumulo di cellule senescenti per l'invecchiamento e malfunzionamento del sistema immunitario. Se infatti all'inizio la senescenza era considerata direttamente responsabile della perdita di capacità rigenerativa tipica degli animali vecchi, lo studio delle salamandre ha offerto un punto di vista differente. Ci sono animali capaci di rigenerare i propri tessuti durante tutta la loro vita, e persino creature come le salamandre in cui la capacità rigenerativa è così accentuata da permettere la ricrescita di zampe amputate. Ovviamente studiare questi animali è molto interessante non solo per carpire il segreto di una rigenerazione tanto estesa, ma anche per le possibili applicazioni di queste scoperte alla medicina.

Ebbene, qualche anno fa, un gruppo di scienziati fece una scoperta sorprendente: nelle zampe in rigenerazione delle salamandre ci sono moltissime cellule senescenti. Tuttavia, queste cellule restano nell'arto per poco tempo, durante la rigenerazione, e sono poi efficacemente eliminate dai macrofagi, cellule del sistema immunitario che, come dice il nome, hanno la caratteristica di "mangiare" particelle o anche cellule. La differenza rispetto ai tessuti di una persona anziana sta dunque nel fatto che, quando noi invecchiamo, anche il sistema immunitario non riesce più a svolgere efficacemente il suo compito e questo causa un accumulo di cellule senescenti che altera l'equilibrio locale e in tutto il corpo.

4.
Teorie sull'invecchiamento

Can I sail through the changin' ocean tides?
Can I handle the seasons of my life?

FLEETWOOD MAC

4.1. Perché invecchiamo?

Uno dei problemi legati all'invecchiamento è che con te invecchiano anche i tuoi amici e le tue amiche. I discorsi sul tempo che passa sono sempre più frequenti: tra chi parla di cellulite e chi di acciacchi vari, il tono delle chiacchiere è spesso deprimente e mi spinge a cercare ogni occasione per intrattenermi piuttosto con i miei figli e i loro coetanei. Tuttavia, mi colpisce sempre osservare come ognuno di noi abbia sviluppato una sua propria priorità e strategia nella lotta ai segni che il tempo lascia su di noi. In qualche modo, ciascuno si è fornito di una spiegazione su cosa sia l'invecchiamento e cosa lo determini. Se dicessi a Gabriella che andrò al mare per il fine settimana, mi risponderebbe di fare attenzione al sole che invecchia la pelle. Mio marito, invece, si preoccuperebbe di poter fare comunque, anche in vacanza, le sue ore di allenamento, perché convinto che lo sport sia la migliore arma contro la vecchiaia e i suoi fastidi. Stefano mi ricorderebbe che anche nel weekend bisogna tenere basse le calorie, dato che è scientificamente provato che mangiare poco allunga la vita. Mariella sarebbe contenta perché, se mi prendo una pausa e riesco a rilassarmi, questo certamente ringiovanirà il corpo e la mente. E forse solo Anna penserebbe che il mare è bello e basta. E che goderselo nel presente è l'unica cosa che conta. In fondo, il domani è un grande punto interrogativo.

Come scienziata, io so che hanno tutti un po' ragione.

Esistono numerose teorie – qualcuno stima che siano più di trecento – che tentano di rintracciare le cause per cui, col passare del tempo, i nostri tessuti invecchiano. Tuttavia, se dovessimo semplificare, potremmo dire che per molto tempo i ricercatori del settore si sono confrontati principalmente su due posizioni in apparenza molto distinte: la teoria del programma e quella dell'errore.

4.2. Un sasso lanciato in aria: siamo programmati?

Le teorie che spiegano l'invecchiamento come un evento biologicamente programmato suggeriscono che esso sia controllato da specifici geni e segua un preciso schema temporale biologico, che è probabilmente un'estensione di quello stesso programma che regola lo sviluppo del feto e del bambino. Questa teoria viene poi declinata in maniera differente a seconda dei punti di vista e dei dati scientifici a cui si fa riferimento.

Per esempio, possiamo pensare che la senescenza cellulare sia effettivamente un evento regolato da accensione e spegnimento di specifici geni, come dimostrato da esperimenti di laboratorio in cui si riesce a manipolare la durata della vita di un organismo modificandone il corredo genetico.

Oppure, il processo di invecchiamento potrebbe essere regolato dal cambiamento dei livelli ormonali, i nostri veri orologi biologici. Gli ormoni sono molecole che hanno la funzione di portare le informazioni a distanza, in tutto il corpo. Essi agiscono su cellule bersaglio, che hanno cioè dei recettori in grado di riconoscerli e, quindi, attivarsi. Per esempio, l'insulina prodotta dalle cellule beta del pancreas riesce a raggiungere, tramite la circolazione del sangue, i nostri muscoli, dove attiva il trasporto di glucosio. I muscoli sono grandi consumatori di zucchero ma per utilizzarlo al meglio hanno bisogno di ricevere il segnale inviato dal pancreas tramite l'insulina. Un altro esempio sono gli ormoni estrogeni, responsabili di formazione, sviluppo e funzionamento degli organi sessuali femminili e la cui alternanza scandisce tutte le fasi della vita di una donna. Ebbene, gli ormoni potrebbero essere responsabili dell'invecchiamento programmato, come suggerito da diversi studi che collegano la via di segnale controllata dall'ormone della crescita (GH) e dal fattore di crescita insulino-simile di tipo 1 (un altro ormone simile all'insulina, IGF-1) alla durata della vita.

Ma, oltre agli ormoni, anche il sistema immunitario cambia notevolmente nelle varie fasi di vita di un essere umano. Secondo un'interpretazione della teoria che vede l'invecchiamento come un evento programmato e ineludibile, è proprio il declino costante del sistema immunitario a causare l'aumento di fragilità dei nostri corpi. Nel tempo, non solo si verifica una costante perdita della capacità protettiva nei confronti delle infezioni, ma anche un aumento della produzione di molecole che causano infiammazione e disabilità. Non a caso, alterazioni del sistema immunitario sono associate a moltissime patologie tipiche della terza età, quali disturbi cardiovascolari, cancro e malattia di Alzheimer; d'altro canto, nella terza età si manifesta anche una maggiore vulnerabilità verso le infezioni delle vie respiratorie, quali influenza e Covid-19. Inoltre, un sistema immunitario poco efficiente sarebbe responsabile dell'incapacità di rimuovere le cellule senescenti e portare così al loro accumulo.

In generale, queste teorie hanno in comune la visione dell'invecchiamento come un passaggio obbligato del programma di sviluppo di un organismo. Un essere vivente è un sasso lanciato in aria: salirà per un po' ma poi dovrà inevitabilmente iniziare a scendere.

4.3. Una lunga serie di errori?

Una visione apparentemente opposta è quella che considera invece l'invecchiamento come una serie di sfortunati eventi. Anche in questo caso, le declinazioni sono molto varie e qui ne daremo solo qualche accenno.

La teoria dell'usura, cioè del danno che deriva dall'uso, spiega l'invecchiamento come il deterioramento costante delle nostre cellule e tessuti. Come i componenti di una automobile datata, varie parti del nostro corpo vanno incontro a usura, a causa del loro utilizzo ripetuto nel tempo. E come nel caso dell'automobile, a seconda del pezzo che si è rotto, la macchina potrà continuare ad andare o fermarsi. Nonostante questa teoria suoni a molti di noi logica, proprio perché familiare, non è quella maggiormente accreditata tra gli scienziati moderni.

Una versione più elaborata lega invece la durata della vita all'attività metabolica. Nei primi anni del Novecento, notando come la durata massima della vita nel regno animale sia estremamente varia, come mostrano il topo e la tartaruga delle Galapagos con i loro 3,5 e 150 anni, rispettivamente, alcuni ricercatori giunsero alla conclusione che tutto dipendesse dal metabolismo. Pearl, nel 1928, scrisse che la durata della vita e l'attività metabolica sono inversamente correlate perché esiste una quantità definita e limitata di un "componente vitale" che si consuma vivendo. Più tardi, si pensò che la migliore definizione di questo oscuro componente vitale fosse una non meno chiara "energia". Per il grande pubblico, tale teoria divenne famosa perché suggeriva che la lentezza fosse la chiave per la longevità. Del resto, guardando al topolino e alla tartaruga, è esattamente ciò che appare. Tuttavia, se osserviamo meglio, vedremo che ci sono moltissime eccezioni alla regola. Una fra tutte è quella dei pipistrelli, i quali hanno un metabolismo molto attivo (necessario per il volo) ma possono vivere per oltre trent'anni. Oltre alle molte eccezioni presenti nel mondo animale, il limite di questa teoria era rappresentato dall'assenza di un meccanismo. Perché un'attività metabolica elevata dovrebbe accorciare la durata della vita? Verso la metà del Novecento, la risposta venne fornita chiamando in causa i radicali liberi.

Con l'espressione "radicali liberi" si descrive una serie di molecole molto reattive dal punto di vista chimico: essi hanno cioè la capacità di modificare e danneggiare proteine, grassi, zuccheri, DNA e RNA. I radicali liberi si formano continuamente nelle nostre cellule durante la loro normale attività; inoltre, essi sono necessari per le difese contro i patogeni e regolano una serie di risposte infiammatorie e metaboliche essenziali per la sopravvivenza degli organismi. Proprio perché fisiologicamente prodotti, il nostro corpo possiede degli antiossidanti naturali, che hanno lo scopo di bloccarne l'accumulo.

Nel 1954 venne proposta la teoria secondo la quale i radicali liberi, accumulandosi nelle cellule e danneggiandone le molecole, causano alterazioni funzionali che possono portare alla morte cellulare. Le conferme a questa teoria arrivarono da esperimenti effettuati su roditori, in cui si dimostrò che la longevità degli animali poteva essere incrementata grazie al consumo costante di antiossidanti. Nel tempo questa teoria è stata rimaneggiata molte volte sulla base delle nuove scoperte e, sebbene come vedremo in seguito l'entusiasmo sull'uso degli antiossidanti si sia spento, è evidente che alcuni tipi di radicali liberi hanno un ruolo importante nell'induzione della senescenza cellulare e nell'infiammazione associata all'avanzare dell'età.

Altre teorie dell'invecchiamento basate sul danno riguardano l'accumulo di proteine modificate (teoria del *cross-linking*) o di errori genetici.

Come già discusso a proposito della senescenza cellulare, tra gli errori che possono compromettere la salute delle nostre cellule, certamente quelli a carico del DNA giocano un ruolo primario. I danni al materiale genetico possono accumularsi a causa di fattori esterni, come per esempio radiazioni, o per errori che si generano durante la copiatura del codice genetico nella replicazione cellulare. In questi casi, all'interno delle cellule si attiva un processo di riparazione che ha lo scopo di correggere gli errori. Tuttavia, se questo non è sufficiente, la cellula andrà incontro a senescenza.

Uno studio molto completo e appena pubblicato (gennaio 2023) ha mostrato che, nei topi, la risposta innescata nella cellula dal danno al DNA è responsabile dell'invecchiamento precoce (molecolare, fisico e cognitivo). Non solo: attivando specifici geni per contrastare gli effetti negativi di questa risposta al danno al DNA, i ricercatori sono stati in grado di far ringiovanire gli animali invecchiati precocemente. La speranza di tutta la comunità scientifica è che questi risultati siano riproducibili anche negli esseri umani.

Esistono infatti terribili malattie genetiche (progeria o sindromi progeroidi) dovute a instabilità del DNA o a difetti nella sua riparazione che causano invecchiamento precoce dei pazienti. I soggetti affetti da queste patologie iniziano a mostrare alterazioni tipiche dell'invecchiamento molto presto, in alcuni casi sin dai primi mesi di vita.

4.4. Teoria unitaria: perdita della resilienza

"Resilienza" è una parola decisamente abusata. Indica le proprietà di alcuni materiali di resistere agli urti, di tornare allo stato iniziale dopo un colpo (la parola deriva dal latino *resilire* che significa saltare, tornare indietro, rimbalzare). Nel linguaggio comune, essa è usata invece per indicare una caratteristica psicologica. È diventata quasi un mantra motivazionale per incoraggiarci a resistere alle difficoltà, ai traumi, allo stress.

Non amo la parola resilienza. Io non sono un oggetto che assorbe un urto e torna alla condizione di prima: io cambio. Il filosofo Maurizio Ferraris scrive giustamente che se un essere umano fosse davvero resiliente continuerebbe a porgere l'altra guancia in eterno a chi lo schiaffeggia, non perché convinto pacifista ma perché incapace di imparare dall'esperienza. Se noi fossimo resilienti, non impareremmo a stare lontani dal fornello o dal ferro da stiro rovente ma continueremmo a ustionarci. E, anche da un punto di vista psicologico, non sapremmo imparare dagli errori né essere guidati dalle scelte giuste. Forse qualcuno di noi è davvero resiliente, specie nelle questioni di cuore, ma non vive questo riproporsi continuo delle stesse situazioni disfunzionali come un qualcosa di positivo per il suo equilibrio.

Il nostro cervello, la sede delle nostre emozioni e dei nostri pensieri, è tutt'altro che resiliente: è plastico ed è continuamente modificato dall'esperienza.

Ma dal punto di vista biologico esiste la resilienza? Come rispondono al danno i nostri tessuti?

La capacità di ritornare allo stato di partenza a seguito di un danno ricevuto dipende dal tipo di danno – cioè dalla sua entità e dalla sua durata – e dalla capacità che noi abbiamo di riparare il danno stesso e rigenerare ciò che con il danno si è perso. Una piccolissima ustione (come quella che forma sulla nostra pelle una bollicina piena di liquido chiaro) non lascerà traccia di sé e il tessuto tornerà com'era prima. Ma una grande ustione, anche dopo la guarigione della ferita, lascerà segni permanenti. Tuttavia, anche in risposta al danno biologico, non siamo tutti uguali e alcuni di noi, per genetica o per condizioni di salute, saranno in grado di mettere in campo risorse migliori per riparare le ferite e rigenerare i tessuti. I pazienti diabetici, per esempio, fanno fatica a riparare le ferite a causa delle alterazioni metaboliche e immunologiche tipiche della patologia.

Anche l'invecchiamento può essere quindi interpretato con una teoria unificante che vede al centro del processo la progressiva perdita di resilienza del nostro corpo. Nel tempo, il danno aumenta e i meccanismi deputati a rimuoverlo e a ripararci si indeboliscono.

Se il progressivo decadimento dei sistemi di riparazione e rigenerazione è probabilmente una nota già scritta nel programma di viaggio che abbiamo involontariamente firmato alla nascita, la quantità di danno che si accumulerà dipenderà in larga parte da ciò che incontreremo o sceglieremo lungo il nostro percorso.

5.
Quanti anni hai?

Time, he's waiting in the wings
He speaks of senseless things
His script is you and me, boy

DAVID BOWIE

5.1. La nostra età biologica

Che cosa intendiamo quando parliamo di età? La nostra età anagrafica (o cronologica) è facile da individuare. Basta guardare la carta d'identità. E, sebbene possiamo nasconderla glissando elegantemente sull'argomento o mentendo spudoratamente per toglierci qualche anno, quella data di nascita è lì a ricordarci che il tempo passa. Sull'età anagrafica, insomma, non abbiamo alcun controllo. L'età biologica, invece, possiamo imparare a gestirla. Se infatti l'età anagrafica ci dice *quanto* abbiamo vissuto, l'età biologica ci racconta *come* abbiamo vissuto, come stiamo e come funzioniamo. Dipende certamente dagli anni, dal tempo trascorso, ma è molto influenzata dal tipo di vita che abbiamo svolto e stiamo svolgendo.

Ma come conoscere l'età biologica? Esiste un metodo attendibile per determinarla? Nonostante a molti di noi possa sfuggire il senso di questa esigenza, per la ricerca che si occupa di invecchiamento questa è la domanda più importante. Se vogliamo infatti sviluppare delle terapie per la longevità è necessario avere un sistema affidabile che ci dica se il nostro approccio funziona. Immaginiamo che un team di scienziati crei la pillola che ringiovanisce: come convincerà la comunità scientifica, gli investitori, le agenzie del farmaco e i consumatori? Non basterà dimostrare che un verme o un moscerino, assumendola, vive qualche giorno in più; serviranno studi clinici sugli esseri umani. Ma, per effettuare uno studio clinico serio, è necessario poter misurare qualcosa in maniera affidabile. La ricerca degli indicatori biologici (biomarcatori) di vecchiaia o lo sviluppo di algoritmi capaci di determinare l'età biologica da un campione di sangue sono quindi estremamente attivi.

L'agenzia americana per la ricerca sull'invecchiamento (Afar) ha provato a riassumere le caratteristiche che un valido biomarcatore dell'età biologica dovrebbe possedere:

1. deve poter fornire una previsione dell'aspettativa di vita più precisamente di quanto non faccia l'età cronologica;
2. deve analizzare i meccanismi che determinano il processo di invecchiamento senza però focalizzarsi su una malattia specifica;
3. deve essere ottenuto facilmente, con delle analisi che possano essere ripetute nel singolo individuo senza recargli danno;
4. deve poter essere validato sia nei modelli animali sperimentali, sia negli esseri umani.

Ad oggi, il miglior biomarcatore dell'età biologica è l'orologio epigenetico.

5.2. Epigenetica

Quando un ovocita è fecondato da uno spermatozoo, si fondono le informazioni genetiche provenienti dai due genitori per creare lo zigote, una cellula caratterizzata da una sua specifica sequenza di DNA. Da quel momento in avanti, se lo sviluppo dello zigote procederà con le successive divisioni cellulari, si genererà un embrione composto da cellule con proprietà molto diverse tra loro. Con l'avanzare dello sviluppo, come abbiamo già visto, il corpo di un essere umano adulto arriverà a contenere circa 32 trilioni di cellule di 200 varietà, cioè diverse tra loro e in grado di svolgere funzioni specifiche. Mentre per tutti è evidente che un neurone sia diverso da un globulo rosso o che pelle e muscolo siano due tessuti distinti, pochi si chiedono come mai tutte queste cellule così varie derivino dall'unica cellula zigote. Se tutte le nostre cellule hanno lo stesso DNA, come possono essere così diverse tra loro? Perché il pancreas produce, tra le altre cose, l'insulina e non anticorpi o emoglobina? Perché non possiamo annusare gli odori con gli occhi o con le orecchie? La risposta è complessa ma semplificando potremmo dire che ogni cellula ha lo stesso DNA, un lunghissimo manuale di istruzioni omnicomprensivo, ma usa solo una piccola parte di tutte quelle istruzioni. Immaginate che all'Ikea, invece di dotare ogni sedia, armadio o attaccapanni del suo specifico foglietto di istruzioni per il montaggio, vi consegnassero ogni volta un volume contenente le istruzioni per montare tutti i loro prodotti: a quel punto ognuno si andrebbe a cercare le pagine giuste, corrispondenti alla sedia, armadio o attaccapanni da montare. Cosa dice alle diverse cellule dell'embrione quali mobili costruire, cosa determina l'espressione di alcuni geni e non di altri e quindi permette il differenziamento cellulare? Una complessa interazione tra fattori esogeni (segnali che le cellule ricevono dall'ambiente) e fattori endogeni (l'interazione tra i geni). Uno dei principali meccanismi che regolano l'espressione dei geni, cioè la lettura del patrimonio genetico, consiste nelle modifiche epigenetiche del DNA. L'epigenetica si occupa di quelle modifiche ereditabili ma reversibili nella funzione genica che avvengono però senza cambiamenti nella sequenza del DNA.

Il nostro patrimonio genetico è come la tastiera di un pianoforte: ogni accordo si ottiene premendo alcuni tasti e lasciandone liberi altri. Se invece li premiamo tutti contemporaneamente, non otterremo musica ma rumore. Anche i geni presenti nel nostro DNA non vengono espressi tutti insieme, e ciò permette alla cellula zigote di dare origine a muscoli, ossa, cervello o reni.

L'epigenetica consiste in modifiche chimiche del nostro DNA (o di proteine associate al nostro DNA) che regolano l'attività dei geni e permettono quindi alle cellule quella plasticità necessaria a cambiare e diversificarsi. A variare sarà l'attività del DNA, e non la sua sequenza. I tasti del pianoforte saranno dunque sempre gli stessi ma in alcune cellule si suonerà un valzer e in altre una ballata.

Poiché le modifiche epigenetiche possono essere trasferite nelle cellule figlie, i tessuti si specializzano nello svolgimento di determinate funzioni. L'epigenetica permette alle cellule del nostro corpo di possedere una memoria genetica che consente agli epatociti (le cellule del fegato) di originare, dividendosi, altri epatociti e non neuroni.

Le modifiche chimiche del DNA sono coinvolte nei processi di sviluppo dell'embrione ma continuano poi ad agire anche durante il resto della vita. Le cellule staminali pluripotenti hanno una maggiore accessibilità ai geni, che si va via via restringendo man mano che procede il differenziamento. Secondo la teoria dell'invecchiamento che vede al centro le modifiche epigenetiche, il declino delle funzioni biologiche è legato a quel processo che parte con lo sviluppo embrionale e che serve alle cellule dei nostri tessuti a specializzarsi. Uno studio recente ha confermato la teoria che vede il disordine epigenetico al centro dell'invecchiamento. Il danno accumulato a livello del DNA, stimolando una risposta riparativa, altera le modifiche chimiche del DNA stesso e quindi il suo codice di lettura. La cellula perde allora la propria identità, entra in una condizione ambigua, in cui tutto è sfocato. Senza il giusto codice di lettura, le cellule confuse perdono le loro funzioni specifiche e, così facendo, causano l'invecchiamento precoce dell'intero animale. Inoltre, riportando le cellule in una condizione epigenetica simile a quella delle cellule embrionali, gli scienziati, che già nel 2020 erano riusciti a restituire la vista a dei topi vecchi, affetti da glaucoma, agendo proprio sulle modifiche epigenetiche del DNA, sono riusciti questa volta a riportare ordine, restituire identità e funzione a tutte le cellule del corpo e a ringiovanire gli animali. Le cellule sono state ringiovanite portando indietro le lancette dell'orologio molecolare, una scoperta che apre agli esseri umani le porte della longevità.

5.3. Misurare il tempo

L'età cronologica non è un parametro affidabile quando vogliamo capire lo stato di salute di una persona. Sappiamo tutti, infatti, anche senza controllare articoli scientifici, che ci sono persone di 70 anni in perfetta forma fisica, in grado di scalare una vetta o guidare un'équipe di giovani scienziati, e altre che, pur avendo la stessa età, hanno problemi di salute importanti che ne limitano le capacità motorie o cognitive. L'età biologica di due persone con la stessa età cronologica può dunque essere molto differente.

Gli scienziati cercano da tempo dei marcatori di età biologica affidabili, che siano in grado di predire il rischio di malattia a livello individuale e che possano essere utilizzati per la sperimentazione di prodotti in grado di ringiovanirci.

Verso la fine degli anni novanta, alcuni ricercatori dell'Università di Baltimora, negli Stati Uniti, identificarono alcune specifiche modifiche epigenetiche del DNA legate allo sviluppo di tumori e anche all'invecchiamento. Questa scoperta diede il via a una nuova teoria dell'invecchiamento, secondo la quale le alterazioni epigenetiche, alterando l'attività dei geni, sono la causa della perdita di funzione dei nostri tessuti. Non solo: la scoperta lanciò i ricercatori di tutto il mondo verso l'identificazione di un orologio epigenetico in grado di segnare il nostro tempo biologico, quello passato e quello che ci rimane da vivere.

A distanza di una decina d'anni, iniziarono a emergere dei test in grado di leggere il DNA e definire l'età delle cellule. Ma ci vollero altri dieci anni per arrivare, nel 2011, al primo algoritmo affidabile in grado di predire l'età. E, come spesso accade nella scienza, ci si arrivò attraverso una strada secondaria, dato che i ricercatori stavano cercando un test per predire l'orientamento sessuale. Steve Horvath, non trovando nulla di interessante che legasse le modifiche del DNA all'omosessualità, decise di non buttare via tutto il lavoro svolto ma di usare i dati per identificare i segni dell'invecchiamento. I risultati furono davvero sorprendenti perché l'orologio epigenetico riusciva a predire l'età biologica con estrema precisione. Alcuni anni più tardi, Horvarth si spinse oltre e produsse un orologio multi-organo: nacque quindi il primo approccio integrale per studiare l'età del corpo umano. Analizzando solo 353 siti del nostro DNA, l'algoritmo può definire con precisione l'età di un essere vivente, dallo stato embrionale fino alla vecchiaia. E, sempre usando questo orologio, si è visto, per esempio, che le cellule staminali embrionali hanno un'età biologica vicina allo zero. O che le cellule tumorali mostrano un invecchiamento molto rapido.

Da allora, numerosi orologi epigenetici sono stati sviluppati e migliorati per riuscire a prevedere l'aspettativa di vita. I nuovi orologi combinano i dati epigenetici con parametri funzionali, per esempio i livelli di zucchero nel sangue, e con lo stile di vita (il numero di pacchetti di sigarette fumate in un anno) e arrivano a definire con grande accuratezza il rischio di malattia e di morte. Infatti, lo stile di vita ha un impatto notevole sull'età biologica, come dimostrato da molti studi che hanno utilizzato l'orologio epigenetico per valutare l'effetto del fumo, del consumo di alcol, della dieta e dell'attività fisica e persino del livello di istruzione sulla salute del patrimonio genetico. Approfondiremo questi aspetti nei prossimi capitoli, ma qui è importante ricordare che le cattive abitudini, prime fra tutte fumare, bere alcolici e mangiare in modo disordinato, fanno muovere più velocemente le lancette dell'orologio epigenetico e rappresentano quindi proprio quei fattori modificabili che ci permettono di controllare, almeno parzialmente, l'avanzare dell'età biologica.

Sul fumo non mi soffermerò in questa occasione perché ritengo sia ormai acclarata la sua pericolosità per la salute degli esseri umani e ugualmente scontata la necessità di considerarlo il primo fattore da correggere nel nostro stile di vita. Tuttavia, a proposito di invecchiamento, è importante non solo ricordare che il consumo di sigarette accelera l'orologio biologico, provocando modifiche epigenetiche nel DNA, ma anche che smettere di fumare permette di recuperare il danno e di riportare indietro le lancette.

5.4. Ambiente e DNA

Nonostante il programma epigenetico sia parte del normale sviluppo di un essere vivente e le modifiche chimiche del DNA procedano per tutta la vita di un organismo, è comunque difficile considerare l'invecchiamento come un programma su cui l'ambiente non abbia effetto. Il danno che il DNA subisce e che innesca un processo di riparazione causa il cosiddetto "rumore epigenetico", cioè modifica quell'orologio molecolare che segna il nostro tempo. Esperimenti condotti negli animali di laboratorio hanno dimostrato che il danno al DNA e la sua successiva riparazione sono accompagnati dalle stesse modifiche epigenetiche tipiche dell'invecchiamento. Non solo: gli animali che accumulano queste modifiche mostrano tutti i segni di un invecchiamento precoce. Il loro orologio epigenetico corre veloce, così come la loro vita.

L'invecchiamento, dunque, sembra sempre più legato ai concetti di errore e riparazione, ordine e disordine, plasticità e rigidità. Se quindi è vero che, nel tempo, tutto si muove naturalmente verso un crescente disordine e una minore plasticità, è anche vero che tutto questo sarà fortemente influenzato dall'ambiente. E che, finché la scienza non sarà in grado di riportare indietro le lancette dell'orologio biologico delle nostre cellule con un farmaco, quello che possiamo fare è agire sui fattori ambientali che possiamo controllare. Ma, per farlo, dobbiamo conoscerli.

Ecco che diventa fondamentale sapere quali sono i fattori che fanno invecchiare il nostro DNA. Due persone che hanno un'età molecolare maggiore di quella anagrafica (o che, in altri termini, invecchiano più rapidamente del normale) potrebbero presentare situazioni molto diverse fra loro. Nonostante tutto, però, a parità di condizioni, la ricerca ha dimostrato che lo stile di vita può modificare la velocità alla quale si muovono le lancette dell'orologio epigenetico. E che tra i fattori determinanti del nostro invecchiamento ci sono l'alimentazione e l'attività fisica.

6.
Il cibo e il corpo

È il mio corpo che cambia
Nella forma e nel colore
È in trasformazione

LITFIBA

6.1. Sei in forma?

Sono le 12.06. Guardo l'orologio perché alle 13, dopo 24 ore di digiuno, potrò finalmente mangiare. Da un paio d'anni ho iniziato a inserire nella mia routine alimentare delle ore di digiuno, dapprima 16 – e questa è diventata un'abitudine che seguo almeno 4 giorni a settimana – per poi allungare ogni tanto a 20 o 24. Dopo l'asportazione della tiroide e la successiva menopausa, ho visto, come accade a molte donne, il mio corpo cambiare. La circonferenza della vita ha cominciato a crescere e il ventre a riempirsi, come mai era accaduto prima. Tranne che nel periodo critico del mio ipertiroidismo, non sono mai stata magra ma sempre normopeso, oscillando a seconda dei momenti (e delle marche di abiti) tra la taglia 42 e la 44. Tuttavia, dopo la menopausa, mi sono resa conto che facevo fatica a mantenere il peso, complice anche una stanchezza insolita che mi toglieva ogni desiderio di allenarmi, come invece era mia abitudine da almeno vent'anni. La nuova forma del corpo, insieme alla nuova indolenza che mi avvolgeva, mi stavano trasformando e stavano modificando anche il mio modo di relazionarmi agli altri. Spesso i cambiamenti fisici ci fanno entrare in una spirale di negatività da cui è difficile uscire. Mi vedevo vecchia e brutta e mi sentivo in difficoltà con i vestiti, in palestra e persino nel mio rapporto di coppia. Avevo provato diete, mi ero comprata il tapis roulant ma non riuscivo in nessun modo a sentirmi quella di prima. Poi un giorno ho detto basta. Era un periodo di intensa attività lavorativa, che mi aveva dato molta carica ed energie positive a cui attingere. Quel giorno, dopo la doccia, non ho distolto lo sguardo dallo specchio ma ho osservato il mio corpo con gli occhi della scienziata. Io non ero un'altra persona: il mio corpo era diverso perché il mio metabolismo era cambiato. Ed era necessario un approccio nuovo per affrontare una sfida nuova.

Conoscevo bene il digiuno intermittente, sia per interesse scientifico, sia perché utilizzato in casa da mio marito per migliorare le sue prestazioni sportive. Ma sapevo anche che da solo non avrebbe potuto funzionare, perché non esistono soluzioni semplici a problemi complessi.

E così ho iniziato a digiunare 16 ore al giorno, ogni giorno, ma ho anche smesso di bere ogni tipo di bevanda alcolica e modificato la mia alimentazione. Nel giro di 4 mesi avevo perso 11 kg ed ero tornata nella mia solita taglia. Da allora, bevo solo un bicchiere nelle occasioni speciali e cerco di inserire 16 ore di digiuno almeno 4 volte a settimana. E mi sento così in forma che ho ripreso ad allenarmi.

Non è un caso che io abbia usato l'espressione "mi sento in forma": dentro questo modo di dire c'è tutta la differenza che esiste fra stare bene con se stessi e inseguire modelli imposti dall'esterno. Se infatti è corretto adottare stili di vita sani, tentare di proteggere il proprio corpo dalla malattia, dalla disabilità e anche dall'invecchiamento riposizionandosi, cercando un nuovo equilibrio attraverso una nuova postura, è altresì importante ricordare che l'obiettivo è stare bene nel proprio corpo, ognuno con le proprie forme.

Come vedremo nelle prossime pagine, un'alimentazione corretta e il mantenimento di un peso corporeo nella norma sono essenziali al nostro benessere, non solo per i bambini e i giovani adulti, ma anche per affrontare al meglio la terza età. Tuttavia, non bisogna mai dimenticare che per alcune persone mantenere il "giusto peso" è molto più difficile che per altre e che la forma del nostro corpo, la propensione ad accumulare tessuto adiposo, dipende anche dalla genetica, in una misura che varia da un soggetto all'altro ma che può arrivare a incidere per un 70%.

Se quindi è lecito sottolineare come l'obesità sia un problema di salute a tutte le età e, nello specifico, un fattore che predispone a diverse malattie tipiche dell'invecchiamento, non è accettabile la colpevolizzazione o il *body shaming* a cui sono spesso esposte le persone sovrappeso. Così come non è giusto inseguire un ideale di magrezza che per molti è irraggiungibile, se non in condizioni di disequilibrio o di malattia.

Ricordo perfettamente il disagio che provavo quando, in piena malattia di Graves (una forma di ipertiroidismo che causa, tra le altre cose, un forte dimagrimento), alcuni conoscenti, vedendomi magra come non ero mai stata, si complimentavano per la mia linea, per il mio essere "in forma". Riuscivo a entrare nella taglia 38 ma sapevo perfettamente di essere malata.

6.2. Perché mangiamo

Il cibo ha un ruolo fondamentale per il nostro stato di salute. Gli esseri viventi che, a differenza delle piante, non sono in grado di creare la materia sfruttando l'energia del sole hanno bisogno di mangiare per vivere.

Quando mangiamo compiamo un'azione che ha molteplici conseguenze. Il cibo, una volta sminuzzato e reso assimilabile dalla digestione, passerà nel flusso del sangue e con esso raggiungerà le cellule di tutto il corpo. Esso servirà a fornire l'energia necessaria per camminare, leggere, combattere un'infezione, rimarginare una ferita o, semplicemente, far funzionare i nostri organi vitali, come cuore e cervello. Ogni essere vivente ha bisogno di consumare energia per vivere e, negli animali, l'energia viene fornita attraverso il cibo. Le tanto odiate calorie con cui misuriamo l'efficienza energetica degli alimenti sono in larga parte utilizzate dal nostro corpo per il metabolismo basale, cioè per il mantenimento delle funzioni vitali, dalla respirazione alla circolazione del sangue, dall'attività cerebrale a quella muscolare, fino alle attività di ogni singola cellula che usa l'energia per mantenere la sua integrità strutturale e funzionale. Il resto è utilizzato per l'attività fisica, i movimenti piccoli e grandi che facciamo continuamente.

Tuttavia, mangiare non equivale a inserire il caricabatterie nella presa di corrente, e il cibo non ha solo la funzione di fornire calorie. Se così fosse, io potrei essere perfettamente sana mangiando ogni giorno "solo" 90 zollette di zucchero, che mi fornirebbero l'energia necessaria per vivere, lavorare e fare una moderata attività fisica. Ma ovviamente non è così.

In realtà "nutrirsi" significa anche fornire al corpo nutrienti, cioè molecole che servono ad attivare muscoli, polmoni o cervello. Prendiamo per esempio il sistema immunitario: perché funzioni al meglio è necessario fornirgli le vitamine A, B, C, E, lo zinco, il selenio, il ferro, il rame, l'acido folico e una serie di amminoacidi (i costituenti delle proteine), tra cui la glutammina, l'arginina, la cisteina, la glicina e altri ancora. Non solo: l'equilibrio del sistema immunitario dipende da una serie di molecole (gli acidi grassi a catena corta, o SCFA) prodotte dai batteri che colonizzano il nostro intestino. E per stimolare questi microbi a produrre SCFA bisogna mangiare alimenti ricchi di fibre, come i cereali integrali, la frutta e la verdura.

Purtroppo però, se da un lato i successi della medicina moderna ci hanno permesso di allungare sempre di più la durata di vita media, la modernità ci ha anche portato a commettere dei gravi errori alimentari. Errori che riguardano sia la quantità di calorie ingerite, sia la qualità degli alimenti da cui provengono. Non è un caso, infatti, che, sebbene si viva di più, buona parte degli anni che abbiamo guadagnato li viviamo in malattia.

6.3. Troppe calorie, pochi nutrienti

Nel mondo sono 800 milioni le persone obese, e più di due miliardi quelle in sovrappeso. Un alto indice di massa corporea (noto come BMI*, è un indicatore dello stato di peso-forma, sebbene non sempre applicabile) rappresenta da solo un fattore di rischio per diversi tipi di malattie, tra cui il diabete, le malattie cardiovascolari, i disordini muscoloscheletrici (specialmente l'osteoartrite, che colpisce le articolazioni) e diversi tipi di tumori (tra cui quelli che colpiscono utero, mammella, ovaio, prostata, fegato, vescica, reni e colon). Accumulare troppo tessuto adiposo è quindi rischioso per la salute.

Il Fondo mondiale per la ricerca sul cancro (Wcrf) ha stimato che circa il 30% dei tumori potrebbe essere prevenuto attraverso un corretto stile di vita. Nel 2017, un'analisi con-

* L'indice di massa corporea o BMI si calcola dividendo il peso (in kg) per il quadrato dell'altezza (in metri): BMI = peso (kg)/altezza $(m)^2$. Valori uguali o superiori a 30 indicano una condizione di obesità, anche se vanno valutate le dovute eccezioni, come per esempio, l'abbondanza di massa muscolare, così come variazioni dei valori di riferimento dovuti a età o etnia.

dotta dal Global Burden of Disease (Gbd) ha evidenziato come i fattori di rischio attribuibili all'alimentazione siano responsabili di circa 11 milioni di morti all'anno nel mondo. Tra i comportamenti alimentari a maggiore impatto sulla mortalità, lo studio rilevava l'elevato consumo di sodio (il sale presente nei cibi che consumiamo) e il ridotto consumo di alimenti sani, come i cereali integrali, la frutta o i semi oleosi (noci e mandorle).

Negli ultimi decenni, soprattutto in Italia, l'alimentazione è cambiata. La dieta mediterranea, a base di verdura, legumi e cibi non processati, ha lasciato via via il passo a una dieta ricca di calorie e povera di nutrienti. È aumentato il consumo di carne e di salumi, molto comodi per una cena veloce quando si torna tardi dal lavoro e non si ha il tempo per cucinare, ma ricchi di grassi e sale. Le linee guida suggeriscono di non eccedere nel consumo di carne rossa (vitello, manzo, maiale, cavallo, agnello, montone, capra) e possibilmente di evitare del tutto la carne processata, cioè i salumi. Il motivo è che l'abuso di carne rossa e il consumo anche moderato di carne processata aumentano il rischio del cancro al colon-retto e di malattie cardiovascolari, come è stato certificato dall'Agenzia internazionale per la ricerca sul cancro (Iacr). Il consumo frequente di questi prodotti è anche causa di ipertensione, patologia molto diffusa nella popolazione (in Italia, è presente nel 31% della popolazione, con picchi del 37% negli uomini che vivono nel Nordest).

La moda delle diete dimagranti miracolose, rapide e facili da attuare ha sconvolto il nostro rapporto col cibo come fonte di nutrienti, oltre che di energia. Queste diete sono spesso assolutamente sbilanciate, monotone, povere di carboidrati e troppo ricche di proteine. Un esempio fra tutte è la dieta *no-carb* (in tutte le sue forme di marketing): si tratta di un regime alimentare completamente sbagliato, in cui i carboidrati sono del tutto esclusi o, quando va bene, drasticamente ridotti in favore di cibi ad alto contenuto di proteine e grassi. Questo perché negli ultimi anni è passata l'idea che siano i carboidrati a farci ingrassare. E ovviamente è più semplice dare la colpa a un nutriente, ed eliminarlo, piuttosto che riorganizzare il nostro stile di vita. In realtà, i carboidrati sono una fonte di energia essenziale per la salute del nostro corpo e dovrebbero contribuire per il 50-55% delle calorie totali (salvo casi specifici in cui il medico potrà ridurre questa quota per la presenza di patologie o aumentarla, per esempio nella dieta degli sportivi). Ma quando parliamo di carboidrati è necessario distinguere quelli semplici, come lo zucchero che mettiamo nei dolci o nel caffè, che è immediatamente assorbito e ha un impatto importante sulla glicemia, cioè sulla quantità di glucosio nel sangue, e quelli complessi, come l'amido, il carboidrato più abbondante nei cereali e quindi anche nella pasta, che invece vengono assorbiti lentamente. I carboidrati che dovremmo consumare ogni giorno e ad ogni pasto sono quelli complessi. Se quindi è giusto ridurre drasticamente l'apporto di zuccheri semplici, è sbagliato eliminare quelli complessi o, peggio ancora, i carboidrati non disponibili, cioè le fibre alimentari. Questi ultimi sono in grado di arrivare indigeriti fino al colon, dove diventano la fonte di nutrimento per i microbi che vivono nel nostro intestino, il cosiddetto microbiota, di cui riparleremo anche più avanti. La fibra alimentare è un toccasana per il nostro intestino, perché permette alla comunità microbica che lo abita di essere equilibrata e di produrre molecole antinfiammatorie, di cui poi beneficia tutto il corpo, dal colon al cervello. Purtroppo, però, i cibi ricchi di fibra e di carboidrati complessi, come i cereali integrali e i legumi, che erano la base della cucina mediterranea, sono scomparsi dalle nostre tavole. Dopo la guerra, con il boom economico e l'innamoramento per lo stile di vita statunitense, il consumo di legumi in Italia è crollato, mentre è aumentato (da 15 kg pro capite all'anno degli inizi del Novecento agli 80 kg di oggi!) quello della carne. La moda alimentare di quegli anni ci ha portato a impoverire le farine fino a privarle di tutto il nutrimento e renderle solo una fonte di calorie. Parallelamente, è aumentato il consumo di merendine, snack e prodotti industriali pieni di grassi e zuccheri; e abbiamo sostituito l'acqua, l'unica bevanda che dovremmo utilizzare per dissetarci, con bibite zuccherate e bevande alcoliche.

Tutto questo, dimenticando che mangiare è sì un momento conviviale, un piacere anche per lo spirito, ma che il suo scopo è nutrire i nostri organi, tessuti e cellule e permettere al nostro meraviglioso corpo di lavorare in equilibrio e armonia. Dimenticando l'impatto delle nostre scelte alimentari sull'ecosistema. E che una dieta con troppe calorie e scarso valore nutrizionale ci fa invecchiare più in fretta e, soprattutto, male.

6.4. Disinformazione

Tra le cattive abitudini che ci fanno invecchiare precocemente c'è senz'altro il consumo di alcol. Mentre scrivo, un'assurda polemica impazza in Italia, innescata dalla decisione dell'Europa di concedere all'Irlanda di aggiungere sulle etichette delle bevande alcoliche frasi quali "il consumo di alcol provoca malattie del fegato" e "alcol e tumori mortali sono direttamente collegati". Chi si ribella a questa decisione lo fa dicendo che, mentre bisogna combattere l'abuso di alcol, senza peraltro specificare cosa si intenda per abuso, va invece incoraggiato il consumo moderato, perché non è dannoso per la salute e perché bere vino fa parte della nostra storia, della nostra cultura, ed è determinante per la nostra economia. Se è vero che per l'Italia l'economia legata al vino è di rilevanza strategica e che bere è da sempre un atto ricreativo, slegato dai concetti di nutrizione e salute, d'altro canto dire che un paio di bicchieri di vino al giorno non fanno male è falso e pericoloso. L'etanolo, l'alcol che si utilizza in tutti i tipi di bevande alcoliche, è cancerogeno.

Quando beviamo una bevanda alcolica, l'etanolo viene rapidamente assorbito a livello della mucosa gastrica e, in misura maggiore, dell'intestino. L'etanolo non è utilizzabile dal nostro organismo ed è tossico per le cellule: esso viene quindi sottoposto a una serie di reazioni chimiche che lo trasformano. Il primo passaggio è la produzione di acetaldeide, una sostanza molto pericolosa perché capace di danneggiare il DNA delle cellule in cui si accumula. Quasi il 95% dell'etanolo assorbito a livello intestinale viene ossidato nel fegato, che subisce quindi pesantemente gli effetti del consumo di alcol. Per liberarsi della pericolosissima acetaldeide, il fegato deve continuare a lavorare fino a trasformarla in acido acetico. Queste reazioni, che vedono il fegato impegnato a liberarsi dell'etanolo e dei suoi derivati, causano la produzione di radicali liberi e quindi uno stress ossidativo che danneggia gli epatociti e che, a lungo andare, impedisce al fegato di svolgere al meglio tutte le sue funzioni essenziali per mantenerci in vita. L'effetto tossico dell'alcol sul fegato è ancora maggiore se il fegato è impegnato a detossificarci dai farmaci che purtroppo diventano necessari per molte persone nella terza età. Se però è vero che i danni epatici visibili, come l'accumulo di grassi (o in linguaggio tecnico steatosi epatica), o l'epatite, cioè l'infiammazione del fegato, o peggio la cirrosi epatica, sono certamente associati a un consumo non occasionale di alcol, ben oltre il singolo bicchiere di vino a pasto, lo stesso non si può dire del rischio di cancro.

Già durante il suo transito nel canale alimentare, l'etanolo agisce come irritante e cancerogeno nei confronti delle mucose della bocca, della gola, dell'esofago e dell'intestino. Infatti, fra i tumori associati al consumo di alcol – anche un consumo molto moderato – rientrano quelli di bocca, laringe, faringe, esofago, stomaco e colon-retto, oltre a quello del fegato. Inoltre, quando si consuma alcol regolarmente e oltre il bicchiere di vino a pasto, in questi tessuti l'etanolo provoca una risposta infiammatoria che nel tempo può sfociare in esofagite, gastrite o colite.

Nelle donne, però, il rischio associato al consumo di alcol è maggiore che negli uomini. Uno studio inglese ha calcolato che su 1000 donne e 1000 uomini che consumano in media una bottiglia di vino a settimana, 14 donne e 10 uomini svilupperanno un tumore a causa dell'alcol. Naturalmente le probabilità aumentano moltissimo se, oltre a bere, si fuma, se si è sovrappeso, se si hanno particolari fattori di rischio legati alla genetica o allo stile di vita. Diversi studi hanno confermato che nelle donne anche un consumo moderato di alcol, cioè un singolo bicchiere di vino al giorno, può infatti favorire non solo lo sviluppo dei tumori di cui ho già parlato prima, che ovviamente colpiscono anche gli uomini, ma anche di quello che è il tumore più diffuso in Italia: il cancro al seno. L'alcol, in qualsiasi quantità lo si assuma, è un cancerogeno, e ogni singolo drink aumenta nella donna il rischio di tumore della mammella. Come? Probabilmente agendo attraverso diversi meccanismi: l'acetaldeide può causare danni al DNA e alle proteine che regolano il funzionamento delle nostre cellule (e sappiamo che il danno al DNA è direttamente legato alla senescenza cellulare e all'invecchiamento); i radicali liberi (anch'essi coinvolti nel processo di invecchiamento) danneggiano DNA, proteine e lipidi; e il consumo di alcol aumenta i livelli di estrogeni in circolo, aumentando il rischio di cancro al seno. Non a caso, già nel 1988 l'Agenzia internazionale per la ricerca sul cancro e l'Organizzazione mondiale della sanità hanno inserito l'etanolo nella lista dei carcinogeni di primo livello, cioè quelle sostanze, come per esempio l'amianto o il benzene, per cui è certa la correlazione con l'induzione di tumori negli esseri umani.

Se tutto questo non bastasse a scoraggiare il consumo di alcol per scopo ricreativo, non vanno dimenticati gli effetti del consumo moderato di etanolo sul cervello. L'etanolo è neurotossico e può contribuire a quella che viene chiamata atrofia cerebrale, cioè una riduzione delle dimensioni e delle funzioni del cervello. L'atrofia cerebrale è purtroppo qualcosa che accade in tutti noi, a causa del tempo che passa. L'invecchiamento è caratterizzato da una riduzione progressiva del volume del cervello a un ritmo di circa il 5% per decade, a partire dai 40 anni di età. E questo processo è accelerato dall'alcol. Numerose evidenze dimostrano che consumare regolarmente bevande alcoliche, anche moderatamente, genera alterazioni a livello del cervello, sia a livello funzionale, sia strutturale. Anche solo un paio di bicchieri al giorno possono causare neurotossicità e atrofia cerebrale.

Naturalmente, bere molto è decisamente peggio che bere poco, ma questo vale per tutte le sostanze tossiche, incluse le dannosissime sigarette. Eppure, se io dicessi che è solo l'abuso di sigarette a fare male, ma che un paio al giorno non sono un problema e anzi ci aiutano a rilassarci perché fanno parte della nostra cultura, verrei giustamente denunciata, perché starei dicendo qualcosa di falso che mette a rischio la salute pubblica. Anche nel caso del tabacco c'è voluto molto tempo e molte battaglie per riuscire ad avere le etichette che abbiamo oggi e portare i cittadini alla consapevolezza dei rischi legati al fumo. Il percorso che condurrà a un consumo consapevole delle bevande alcoliche sarà ancora lungo ma, anche se a qualcuno non piace, il cambiamento è iniziato. L'Organizzazione mondiale della sanità ha dichiarato in maniera molto decisa che non esiste un consumo di alcol sicuro. Ma i governi dei vari paesi fanno molta fatica ad accettare il messaggio e adeguarsi, per ragioni che includono la paura di effetti negativi per l'economia e la perdita di consenso. Ad oggi, in aggiunta all'Irlanda, che inserirà gli avvisi sulle etichette delle bevande alcoliche, anche il Canada ha modificato le sue raccomandazioni, suggerendo ai cittadini di non superare due bicchieri a settimana. Negli Stati Uniti, l'organismo di controllo della sanità pubblica ha lanciato la campagna "meno alcol bevi, meno rischi di ammalarti di cancro", mentre in Francia il ministero della Salute ha promosso un video in cui si spiega ai cittadini che l'unico modo per mantenersi in salute è evitare l'alcol. E quest'ultima è, in effetti, l'unica posizione supportata da solidi dati scientifici.

6.5. Piste false

Nel 2022 il Tar ha condannato la dieta cosiddetta "Life120" proposta da Adriano Panzironi. Come suggerisce il nome, effettivamente di grande impatto, la dieta dovrebbe consentire a chi la segue di raggiungere quei famosi 120 anni che, come abbiamo visto, rappresentano l'obiettivo attuale di longevità. Peccato che la dieta Life120, se davvero seguita alla lettera, potrebbe invece accelerare l'invecchiamento e causare importanti danni alla salute. Questo perché, come altre diete che vanno molto di moda da qualche anno, si basa su un eccessivo e squilibrato consumo di grassi e proteine animali e un ridotto apporto di carboidrati, proteine vegetali e fibre. Il tutto condito con abbondanti dosi di curcuma, zenzero e cannella da assumere sotto forma di integratori, prodotti e venduti da Life120. La nota del Tar in particolare ritiene grave il fatto che Life120 faccia passare il messaggio che questo regime alimentare sia in grado di curare malattie gravi e rappresenti un'alternativa alla medicina tradizionale. Ma anche restando sul tema proprio dell'invecchiamento, la dieta proposta da Panzironi non è basata su alcun dato scientifico.

Nel 2020 sono stati pubblicati i risultati di un largo studio europeo (NU-AGE) volto a capire se gli stili di vita, e in particolare l'alimentazione, siano in grado di far correre più lentamente le lancette dell'orologio epigenetico, che è ad oggi la migliore misura dell'età biologica. I dati di NU-AGE sono molto importanti perché si tratta di studi controllati e randomizzati, cioè di interventi che vengono svolti sulla popolazione e che includono i giusti controlli per poter verificare la robustezza dei risultati ottenuti. I ricercatori hanno scoperto che un solo anno di dieta mediterranea (che è praticamente l'opposto del regime alimentare di Life120 e delle diete proteiche o *low-carb*, cioè con pochissimi carboidrati) riesce a rallentare l'invecchiamento delle nostre cellule e, come in un film di fantascienza, riportare indietro le lancette dell'orologio molecolare.

Diversi studi hanno dimostrato senza ombra di dubbio i benefici di una dieta ricca di cereali integrali, legumi, verdura e frutta e povera di grassi e proteine animali. Un'alimentazione che è fondamentale per tenere a bada l'infiammazione nel nostro corpo e sul nostro pianeta.

7.
Infiammazione silente

But don't play with me
'Cause you're playing with fire

THE ROLLING STONES

7.1. *Un fuoco lento*

Quando penso alla parola gioventù mi viene subito in mente un incendio, un fuoco che brucia e distrugge ma che al contempo fertilizza e permette la ricrescita, la vita nuova. Forse questa immagine è legata al film di Antonioni *Zabriskie Point*, che vidi la prima volta da ragazzina. La scena finale, quella in cui Daria, la giovane protagonista, immagina l'esplosione di quella villa che simboleggia una società marcia, vecchia e corrotta, è per me da sempre l'immagine della giovinezza e delle sue potenzialità rivoluzionarie. La rabbia, la lotta, così come gli amori intensi, le lacrime e le risate estreme sono il fuoco che brucia nei giovani e che di rado è presente nella terza età. Il tempo spegne quel fuoco, anche se non sempre e non del tutto. Lo attenua, come attenua la gioia degli entusiasmi e attutisce il dolore delle delusioni.

Il corpo, invece, va in una direzione diversa. L'equilibrio, l'omeostasi, così semplice da mantenere e ripristinare in un corpo giovane e sano, diventa una sfida con l'invecchiamento. L'età che avanza si accompagna a un fuoco che brucia dentro di noi e che, se non controllato, può farci male.

L'infiammazione è una risposta dei nostri tessuti a un danno. Il corpo è in grado di percepire il danno come alterazione dell'equilibrio e di agire di conseguenza. Un esempio classico di infiammazione è quello che si ha come conseguenza di una caduta (il ginocchio che si gonfia, diventa rosso, caldo e dolente) o di un'infezione (come nel caso dell'influenza o del Covid-19, accompagnati da febbre, dolori muscolari e stanchezza). In entrambi i casi, il sistema immunitario sta reagendo al danno (a livello del ginocchio o delle vie respiratorie) e sta rilasciando in circolo delle molecole infiammatorie. Tra queste, le citochine sono tra le più importanti e studiate. Si tratta di proteine in grado di agire su cellule bersaglio di varia natura e di provocare importanti cambiamenti nei tessuti e in vari organi. Tuttavia, mentre l'infiammazione legata a una caduta, una ferita o un'infezione è un fenomeno acuto, intenso (ce ne accorgiamo perché i sintomi sono evidenti) ma di breve durata, l'infiammazione silente o di basso grado, tipica dell'invecchiamento, ci accompagna per anni senza farsi sentire. E i suoi effetti sono deleteri per la nostra salute.

7.2. Il tessuto adiposo: quando l'alimentazione è squilibrata

Tra le cause che possono indurre l'infiammazione silente c'è una nutrizione sbilanciata. Il legame fra cibo e infiammazione è molto complesso e coinvolge il tessuto adiposo, lo stato di salute del nostro intestino e i microbi che lo abitano.

Il tessuto adiposo detto "bianco" rappresenta il principale deposito di grassi nei mammiferi. Esso è costituito da cellule chiamate adipociti che accumulano all'interno i lipidi in un'unica grande goccia (lipidi e grassi sono sinonimi; "lipidi" deriva dal greco, mentre "grasso" è di origine latina). I grassi presenti all'interno dell'adipocita derivano dall'alimentazione e dalla trasformazione in grassi di altre sostanze disponibili (per esempio gli zuccheri). La quantità di tessuto adiposo presente nell'organismo dipende in larga misura dal rapporto fra calorie ingerite e calorie spese, ed è quindi fortemente legata al tipo di alimentazione che si segue, naturalmente in relazione anche all'attività fisica e alla predisposizione genetica.

Se il tessuto adiposo fosse solo un deposito inerte di lipidi – una sorta di credenza in cui accantonare le scorte energetiche –, la questione del peso o della taglia sarebbe davvero solo estetica e personalissima, e non bisognerebbe parlarne affatto. Invece non è così: si tratta di un organo metabolicamente attivo che modifica il sistema immunitario e causa infiammazione. Il tessuto adiposo, infatti, è oggi considerato un organo endocrino, cioè una struttura capace di produrre e rilasciare ormoni. Gli adipociti producono molecole simili alle citochine, le adipochine, le quali, oltre a regolare il metabolismo energetico, hanno anche una profonda influenza sulla funzione riproduttiva, sulla regolazione della pressione sanguigna, sulla risposta immunitaria e su molti altri processi fisiologici.

Per quanto riguarda l'infiammazione, le adipochine possiedono proprietà pro- e antinfiammatorie, e svolgono un ruolo fondamentale nel collegare il metabolismo con la funzione immunitaria. Negli individui normopeso vi è un equilibrio nel rilascio di adipochine pro- e antinfiammatorie. Tale equilibrio si perde però con l'aumentare del tessuto adiposo, perché aumentano i segnali che scatenano l'infiammazione.

Mantenere il giusto peso corporeo è quindi importante ma, d'altro canto, è molto importante anche controllare la distribuzione del grasso. Nel nostro corpo, infatti, il grasso si può depositare a livello di fianchi, glutei, gambe e braccia – e in questo caso parliamo di grasso sottocutaneo – o tra gli organi presenti nell'addome (fegato, pancreas, intestino, reni) – e allora si tratta di grasso viscerale. L'aumento dei depositi di grasso viscerale è un fenomeno tipico dell'età avanzata ed è maggiore negli uomini che nelle donne; tuttavia, dopo la menopausa, anche le donne lo accumulano: il grasso viscerale è la causa di quel tipico gonfiore addominale che è invece assente nelle ragazze più giovani, anche se un po' in sovrappeso. Il grasso viscerale è considerato il più pericoloso per la salute perché metabolicamente più attivo e infiammatorio. È importante ricordare che l'eccesso di grasso viscerale può verificarsi anche in condizioni di normopeso, inquadrandosi in quella che viene definita "obesità normopeso". Proprio per questo motivo è bene tenerlo sotto controllo, misurando la circonferenza dell'addome con un semplice metro da sartoria posizionato un centimetro sopra l'ombelico. Se la misura che otteniamo è oltre gli 80 cm nelle donne e oltre i 94 cm negli uomini significa che bisogna mettersi a dieta e fare più movimento perché si è accumulato troppo grasso viscerale. La buona notizia è che il grasso viscerale è quello che risente maggiormente di una riduzione delle calorie introdotte e viene utilizzato in via preferenziale per far fronte alle calorie mancanti.

7.3. Il microbiota

L'infiammazione, però, non è solo una questione di tessuto adiposo ma anche e soprattutto di interazioni tra noi e i microbi che vivono nel nostro corpo. Nell'intestino vivono trilioni di microrganismi. Sebbene i microbi siano presenti in altre parti del corpo, come sulla pelle o nei polmoni, la popolazione microbica dell'intestino – come abbiamo visto, detta anche microbiota – è non solo la più studiata in relazione al sistema immunitario e al nostro stato di salute ma anche quella che è direttamente legata all'alimentazione.

I batteri presenti nell'intestino svolgono delle funzioni fondamentali tra cui la produzione di vitamine, la stimolazione della digestione e dell'assorbimento degli alimenti, e la regolazione della permeabilità della barriera intestinale.

Quest'ultima è responsabile di due compiti fondamentali: l'assorbimento dei nutrienti ingeriti e digeriti e la protezione da molecole indesiderate o microbi pericolosi. È costituita da cellule che rivestono l'intestino e permettono di separare l'ambiente esterno, dove transita il cibo, da quello interno, dove viene assorbito ciò che è utile. La funzione di barriera dipende sia dall'adesione serrata tra le cellule, sia dalla presenza di un muco, che sfavorisce l'adesione da parte di microbi indesiderati. Inoltre, il sistema immunitario dell'intestino agisce sulla parete intestinale, stimolandola e producendo molecole antimicrobiche, anticorpi e citochine.

Un'alimentazione squilibrata, ricca di grassi e zuccheri, può causare delle alterazioni a livello della barriera intestinale che possono sfociare nella "sindrome dell'intestino permeabile". Un intestino permeabile consente l'ingresso di molecole indesiderate dall'intestino verso l'interno del nostro corpo, e questo passaggio può promuovere uno stato infiammatorio a livello locale (malattie infiammatorie intestinali) che però può colpire anche altri organi. Negli ultimi anni diversi gruppi di scienziati hanno associato la sindrome dell'intestino permeabile allo sviluppo di malattie complesse quali il diabete, la sclerosi multipla e il lupus eritematoso sistemico (LES). Numerosi fattori possono influenzare la permeabilità intestinale, in senso positivo o negativo. Per esempio, la fibra alimentare, contenuta nei cibi di origine vegetale, potenzia l'effetto di barriera, migliorando il benessere dell'intestino e di tutto il corpo. Al contrario, lo zucchero (anche il fruttosio) e l'etanolo agiscono negativamente sulla barriera, aumentandone la permeabilità. Anche per questa ragione, oltre che per tutte le altre già discusse, bisognerebbe bere solo acqua ed evitare l'uso di bibite zuccherate e di bevande alcoliche. Tra i più importanti agenti responsabili del mantenimento della funzionalità della barriera intestinale ci sono i microbi. Non deve quindi sorprendere che una delle cause più importanti di indebolimento della barriera – e quindi di infiammazione locale e generalizzata – sia la disbiosi intestinale.

Per "disbiosi" intestinale si intende un'alterazione della normale composizione del microbiota, uno squilibrio microbico, in opposizione allo stato di "eubiosi", che invece indica l'equilibrio che favorisce il benessere. Il microbiota intestinale (la vecchia "flora batterica") è una comunità costituita prevalentemente di batteri ma in cui sono presenti anche virus e funghi. Oltre alle funzioni già descritte, questi microbi sono indispensabili per allenare il sistema immunitario e guidarne lo sviluppo.

Dopo la nascita, la colonizzazione dell'intestino del neonato da parte dei microrganismi coincide con lo sviluppo e la maturazione del suo sistema immunitario. I microbi, e le molecole da essi prodotte, agiscono sulle cellule dell'immunità e ne consentono la corretta maturazione. Sin dai primi anni di vita e, in seguito, anche nell'adulto, grazie a un microbiota ricco e vario, il sistema immunitario riuscirà a trovare la giusta via verso l'equilibrio. Per il sistema immunitario, equilibrio significa non attaccare i nostri stessi tessuti, non generare infiammazione laddove non c'è un reale pericolo, ma essere pronto a intervenire qualora un patogeno dovesse invadere il nostro corpo.

Poiché il microbiota si nutre di quello che noi mangiamo, in una relazione di dipendenza e utilità reciproca, l'alimentazione determinerà il prevalere di un tipo di microrganismi su un altro. Se mangeremo molte fibre, nutriremo e faremo moltiplicare i batteri che si nutrono di fibre. Al contrario, se mangiamo molti zuccheri semplici, selezioneremo un microbiota affamato di zucchero, che ce ne chiederà sempre di più. E questo ha delle conseguenze importantissime. Tra le funzioni del microbiota c'è, infatti, la produzione di molecole che regolano continuamente il nostro stato infiammatorio. Le specie batteriche che si nutrono di fibre alimentari non digeribili sono particolarmente importanti per svolgere questo delicato compito. La loro azione antinfiammatoria si esplica attraverso la produzione di acidi grassi a catena corta (i già citati SCFA) che agiscono positivamente sul colon e su tutto il sistema immunitario. L'aumento di batteri proinfiammatori, e la diminuzione di quelli che producono metaboliti antinfiammatori, inducono delle modifiche sostanziali nell'immunità associata alla mucosa intestinale, sbilanciando così il delicato equilibrio fra protezione e infiammazione.

7.4. *Inflammaging*

Esiste un legame molto stretto fra infiammazione e invecchiamento. Così stretto che è stato coniato un neologismo per descriverlo: *inflammaging*, termine inglese che deriva dalla fusione di due parole, *inflammation* (infiammazione) e *aging* (invecchiamento). Che l'infiammazione sia associata ad alcune patologie tipiche dell'invecchiamento, come aterosclerosi, diabete o demenza, non è una novità, ma che da essa dipenda il processo stesso dell'invecchiamento è un concetto piuttosto recente.

La teoria dell'*inflammaging* sostiene che lungo la vita si accumuli danno e che questo danno, percepito dal sistema immunitario, generi infiammazione. A seconda della quantità di danno accumulato, possiamo quindi raggiungere una soglia di infiammazione oltre la quale è l'infiammazione stessa a causare danno al nostro corpo. Da guardiana dell'equilibrio, quindi, l'infiammazione diventa un nemico silenzioso che ci fa invecchiare con disabilità e malattie.

L'infiammazione aumenta con l'età per diversi motivi. Tra questi, ce ne sono due che abbiamo già incontrato: la senescenza cellulare e l'invecchiamento dei mitocondri.

Abbiamo visto come le cellule senescenti non siano morte

ma, anzi, molto attive nell'inviare segnali al sistema immunitario. La senescenza, rispetto alla morte cellulare programmata, ha il vantaggio di richiamare i componenti dell'immunità e attivare, da un lato, la rimozione della cellula senescente e la sorveglianza sul tessuto interessato e, dall'altro, la rigenerazione. Tuttavia, questo meccanismo, così importante sin dalle prime fasi della nostra vita, si basa su un delicato equilibrio tra creazione ed eliminazione di cellule senescenti. Durante l'invecchiamento, il sistema immunitario subisce notevoli cambiamenti e inizia anch'esso a diventare meno efficiente. L'accumulo di cellule senescenti che si verifica nella terza età potrebbe dipendere da una perdita di funzione del sistema immunitario, che non riesce più a eliminarle. A questo punto, le cellule senescenti accumulatesi nei tessuti contribuiscono direttamente a mantenere alto il livello di infiammazione e a causare le patologie tipiche dell'invecchiamento.

Un altro aspetto importante per l'*inflammaging* è l'invecchiamento dei mitocondri. Questi ultimi lavorano incessantemente all'interno delle nostre cellule per produrre energia. Negli anni, proprio a causa di quel lavoro incessante, essi tendono ad accumulare danno e, quando questo accade, attivano l'infiammazione. I mitocondri danneggiati sono dunque dei potenti attivatori del sistema immunitario. D'altro canto, nelle nostre cellule esiste un sistema per eliminarli: l'autofagia. Si tratta di un processo che permette agli animali di sopravvivere al digiuno. In assenza di cibo, quando l'energia per le funzioni vitali comincia a scarseggiare, la cellula avvia un processo di autodigestione, con il fine di produrre nutrienti e sopravvivere. L'autofagia, quindi, serve a "digerire" pezzi della cellula, sacrificabili al fine di mantenerla in vita. Ebbene, si è scoperto che l'autofagia è essenziale per fare pulizia all'interno della cellula, cioè per eliminare i mitocondri vecchi e disfunzionali. Poiché però questo processo di grandi pulizie si attiva solo quando digiuniamo (ed è bloccato quando nelle cellule ci sono nutrienti in abbondanza), ecco che il regime alimentare torna a essere nuovamente determinante nel controllare l'infiammazione. E, infatti, uno degli approcci più studiati per aprire le porte alla longevità consiste proprio nel digiuno.

7.5. Nutrizione sostenibile

Nei modelli sperimentali, l'induzione dell'autofagia sembra importante per prevenire molte patologie tipiche dell'invecchiamento disfunzionale, come le malattie neurodegenerative e il cancro. D'altro canto, difetti a carico del processo di autofagia sono presenti in cellule umane ed esemplari di animali vecchi. Poiché, come abbiamo visto, l'autofagia è attivata dal bisogno di energia e nutrienti per le cellule, i ricercatori hanno suggerito che anche negli esseri umani il digiuno (o una dieta strettamente ipocalorica) possa essere uno strumento valido per tenere sotto controllo l'infiammazione. Alcuni studiosi si sono spinti oltre, suggerendo che la forte restrizione calorica sia la soluzione per la longevità, come del resto dimostrato in diversi modelli animali.

Mangiare meno è sicuramente la strada che molti di noi dovrebbero scegliere; tuttavia, la restrizione calorica, se forte, può causare disfunzioni di varia natura, da quelle immunologiche (il sistema immunitario non funziona bene se energia e nutrienti non sono sufficienti) a quelle muscolo-scheletriche e ormonali, soprattutto nelle persone già molto anziane. Inoltre, nonostante le numerose pubblicazioni di studi effettuati su modelli animali, ad oggi non abbiamo dati in grado di dimostrare che la restrizione calorica possa mandare indietro le lancette dell'orologio epigenetico che, ricordiamo, sembra essere lo strumento più attendibile per misurare l'età biologica di un essere umano. Tutto sommato, considerando la persona nel suo complesso e non solo come un insieme di cellule, e contemplando l'importanza della socialità, dell'attività fisica e della serenità emotiva nel determinare lo stato di salute durante la terza età, ritengo difficile che la restrizione calorica spinta possa essere la strada consigliabile per vivere qualche anno in più.

Tuttavia, un cambiamento importante va fatto, non solo per il benessere nostro ma per quello di tutto il pianeta. La nutrizione e l'invecchiamento sono infatti due temi strettamente legati al concetto di sostenibilità. Se da una parte abbiamo visto come una dieta ipercalorica, ricca di prodotti di derivazione animale e povera di vegetali, sia un problema per il benessere individuale di ciascuno di noi, dall'altra lo è anche per l'umanità nel suo insieme. Gli allevamenti intensivi, necessari per riempire i supermercati di carne, pesce e tutti i prodotti animali che ormai ci sembra così normale trovare in vendita ovunque, sono un flagello per il pianeta, inquinando la terra, le acque, l'aria. Direttamente chiamati in causa quando si parla di cambiamento climatico, antibiotico-resistenza, emissioni di polveri sottili e inquinamento delle falde acquifere, questi allevamenti infiammano il pianeta così come molti dei loro prodotti infiammano il nostro corpo. Non solo quindi danneggiano la nostra salute direttamente, quando consumiamo quei prodotti a tavola, ma lo fanno anche rendendo l'ambiente meno salubre, costringendoci a vivere in un mondo in cui l'aria è piena di sostanze irritanti o tossiche. E questo vivere in maniera insalubre, in costante disequilibrio, torna poi di nuovo a ripercuotersi sui singoli individui e sull'intera collettività, che dovrà trovare le risorse economiche per sostenere una società sempre più longeva ma anche sempre più malata.

Ecco perché, indipendentemente da quanto a lungo vogliamo vivere, mangiare meno, mangiare meglio, mangiare responsabilmente è sempre di più un atto di amore verso l'umanità e il pianeta.

8.
L'attività fisica, secondo la scienza

Baby, we were born to run

Bruce Springsteen

8.1. Abitudini

"*I hate morning people*" leggo su una t-shirt di una ragazza per strada. E sorrido, perché anch'io faccio una grande fatica a interagire la mattina con chi si sveglia pimpante e chiacchierone. La mia giornata tipo inizia con la prima sveglia alle 6.30 e la seconda alle 7.00. La prima mi serve per prendere l'ormone tiroideo in pillole, gesto ormai divenuto abituale da quando mi è stata rimossa la tiroide. Ma quella mezz'ora di attesa prima del caffè mi è necessaria anche per ricentrarmi, chiedermi come sto, guardarmi dentro. Se è un buon periodo e mi aspetta una giornata positiva, quella mezz'ora è dedicata a pensare alle cose belle o, più banalmente, a pianificare la giornata. Se sto vivendo giorni difficili, allora quel tempo rubato al tran tran quotidiano è tutto per me e mi serve per trovare la forza, la motivazione per non mollare. Spesso, in quei casi, recito a mente una poesia, ricordo il passo di un libro che mi ha coinvolto, una scena di un film che ho amato. Cerco quelli che Claudio Baglioni definì perfettamente come "ganci in mezzo al cielo", qualcosa a cui aggrapparmi per non sentirmi completamente disancorata, fuori contesto.

Quando alla fine mi decido a trascinarmi in cucina per bere il caffè, ci trovo Marco, mio marito, in piedi già da almeno un paio d'ore. Al mio risveglio, lui ha già camminato per strada un'ora, ha preparato il caffè americano e sta facendo flessioni, roteando clave di ferro o sollevando pesi. Lui sì che è una "persona del mattino". Si allena ogni giorno con grande intensità e spesso mi domando dove trovi la motivazione per mantenere una disciplina così ferrea. Ma, in fondo, la risposta la so. "Non voglio finire come mio padre," mi disse tempo fa, quando iniziò a dedicare così tanto tempo all'esercizio fisico. Mio suocero ha trascorso gli ultimi anni della sua vita a letto, incapace persino di mettersi seduto perché ormai privo di muscoli per sostenersi. Era un intellettuale, è stato un ottimo chimico e un importante accademico. Leggeva anche cinque libri a settimana, ascoltava musica, si faceva portare ogni mattina tutti i quotidiani più importanti, ma la vivacità intellettuale era bilanciata da una pigrizia fisica che gli ha lentamente ma inesorabilmente debilitato il corpo.

Bevo il caffè, mentre Marco finalmente mette via i pesi e si siede accanto a me per la colazione. E, guardandolo, mi riprometto di tornare a casa presto la sera per riuscire ad allenarmi almeno un'ora prima di cena. Non sarò mattiniera, ma nemmeno pigra. E voglio godere del mio corpo il più a lungo possibile.

8.2. Muscoli da proteggere

La sarcopenia (dal greco, "carenza di muscolo") è una progressiva perdita di massa muscolare e di forza. È tipicamente associata all'invecchiamento ed è responsabile di quella ridotta mobilità e autonomia che comporta un sensibile peggioramento della qualità della vita. La perdita di forza dovuta alla sarcopenia si accompagna anche a una maggiore instabilità nei movimenti e può causare cadute e fratture che in età avanzata complicano molto lo stato di salute generale.

Il progressivo ridursi della massa muscolare per l'avanzare dell'età è purtroppo un processo normale: iniziamo a indebolirci già intorno ai 40-50 anni anche se si verifica un'accelerazione dopo i 60. Tuttavia, quando parliamo di sarcopenia ci riferiamo a una condizione patologica, non normale, in cui la massa muscolare e la forza sono molto ridotte e questo causa una difficoltà a compiere normali azioni come camminare, sollevarsi da una sedia o affrontare una rampa di scale.

La sarcopenia è una forma di atrofia muscolare (l'atrofia, dal greco, "privo di nutrimento", è la riduzione del volume e della funzionalità di un tessuto dovuta alla riduzione del volume delle sue cellule). Sebbene non dipenda solo da essa, la sarcopenia è fortemente influenzata dall'attività fisica. I muscoli reagiscono visibilmente all'esercizio o all'immobilità, adattandosi al tipo di richieste che noi facciamo al nostro corpo. Tutti abbiamo in mente il fisico di un professionista del sollevamento pesi: i muscoli sono molto voluminosi (in gergo scientifico si parla di "ipertrofia", cioè "nutrimento oltre il normale") perché hanno dovuto far fronte alle continue sollecitazioni ricevute. L'allenamento di chi solleva pesi costringe le fibre muscolari ad aumentare di volume per riuscire a eseguire gli esercizi: devono adattarsi al sovraccarico, alla funzione richiesta. D'altro canto, forse qualcuno di noi ha osservato la perdita di volume muscolare che si ha a seguito dell'immobilità protratta, come nel caso di una frattura a una gamba. In questo caso, l'assenza di stimoli causa una riduzione del volume delle fibre muscolari e il muscolo sarà meno sviluppato ma anche meno funzionale. Sebbene dunque la sarcopenia abbia cause complesse, diversi studi hanno dimostrato come essa sia prevenibile grazie all'attività fisica. Ma cosa intendiamo per attività fisica? Fare una passeggiata ogni tanto o allenarsi per il triathlon?

Io consulto molto spesso il sito web dei Centers for Disease Control and Prevention (Cdc), l'organismo di controllo della sanità pubblica negli Stati Uniti. Il sito Cdc è sempre molto utile non solo per scienziati e sanitari, ai quali sono dedicate pagine specifiche, ma anche per i non addetti ai lavori. Nella pagina dedicata all'attività fisica per gli adulti ci sono esempi molto concreti di quale sia il tipo di esercizio che serve per mantenersi in salute. La scienza ha infatti dimostrato che servono due tipi di allenamento: quello aerobico (almeno 150 minuti di camminata veloce o 75 minuti di corsa a settimana, suddivisi sulla base dei propri impegni; per esempio, 30 minuti di camminata al giorno per 5 giorni) e quello dedicato a rinforzare la muscolatura (per esempio, l'allenamento con i carichi o in cui si sfrutta il proprio peso; questo tipo di esercizio va svolto almeno 2 volte a settimana, facendo lavorare tutto il corpo, al punto di stancare i muscoli o, come scritto nelle indicazioni, facendo tante ripetizioni al punto di arrivare a non riuscire a farne un'altra senza aiuto). Anche se ogni esercizio è meglio dell'inattività, è dalla combinazione di esercizio aerobico e di resistenza muscolare che si ha il massimo dei benefici. Correre soltanto o sollevare qualche manubrio leggero in palestra non è sufficiente, anche se è chiaramente meglio che stare sul divano a guardare la televisione. Se, infatti, il sollevamento dei pesi (anche del proprio peso) è essenziale per stimolare le fibre muscolari e mantenerle forti, l'allenamento aerobico ha una serie di funzioni importantissime: non solo agisce sul sistema cardiocircolatorio e sul metabolismo, ma, stimolando i mitocondri, migliora anche la funzione muscolare.

8.3. Fragilità ed energia

Il muscolo è il tessuto più abbondante del nostro corpo. Non deve sorprendere dunque che lo stato di salute dei muscoli si rifletta direttamente sugli altri tessuti, organi e apparati che compongono il corpo umano. Il tessuto muscolare ha un forte impatto sulle ossa, stimolandole sia dal punto di vista meccanico, sia attraverso la produzione di molecole, note come miochine (ricorderete che le citochine sono le molecole prodotte principalmente nell'ambito delle risposte immunitarie, mentre le adipochine quelle rilasciate dagli adipociti; il prefisso "mio" indica la provenienza muscolare).

La fragilità ossea, soprattutto nelle donne che partono da una massa ossea inferiore rispetto agli uomini e sulle quali agiscono i cambiamenti ormonali, è una caratteristica dell'età biologica avanzata. Negli Stati Uniti, le fratture ossee, che sono la diretta conseguenza dell'osteoporosi, nella popolazione femminile hanno un'incidenza annuale maggiore di, complessivamente, ictus, cancro del seno e malattie cardiache. Di particolare gravità è la frattura dell'anca, non solo perché può mettere a rischio la vita della paziente ma anche perché nel 60-70% dei casi non si riesce a recuperare e si perde quindi l'autonomia.

Fare esercizio serve quindi a prevenire e combattere la fragilità. Ma non solo. Il tessuto muscolare regola il consumo di zuccheri, grassi e proteine e ha quindi un ruolo fondamentale nel mantenere l'equilibrio metabolico. Svolgere regolarmente attività fisica aiuta a perdere tessuto adiposo e ad abbassare l'infiammazione generalizzata. Nel capitolo precedente abbiamo visto quanto mantenere il giusto peso corporeo (o, meglio, la giusta quantità di tessuto adiposo, perché si può avere un eccesso di grasso viscerale anche con un peso nella norma) sia importante per un invecchiamento in salute. Per farlo, con l'avanzare dell'età e i cambiamenti a livello metabolico e muscolare, abbiamo due possibilità: ridurre le calorie ingerite o aumentare l'attività fisica. L'energia che deriva dagli alimenti è infatti consumata per:

- il metabolismo basale (50-70%), cioè la quantità di energia che serve a un organismo per mantenere le funzioni vitali a riposo. Questa quota è soggetta a variazioni nel corso della vita in funzione dell'età, della massa muscolare (che consuma di più del tessuto adiposo), del sesso (gli uomini generalmente consumano di più perché hanno più massa muscolare) e delle dimensioni corporee;
- la termogenesi indotta dagli alimenti (10%), ovvero la quota di calorie consumata per digerire gli alimenti che mangiamo e assorbire e metabolizzare i nutrienti;
- l'attività fisica, l'unico fattore sul quale possiamo agire in maniera diretta, aumentando il dispendio energetico. Inoltre, stimoleremo il mantenimento e la crescita della massa muscolare e di conseguenza aumenterà anche il metabolismo basale.

Per perdere tessuto adiposo, sicuramente la via più rapida è quella della restrizione calorica. Tuttavia, per un invecchiamento sano, la strada dell'equilibrio è forse più lunga ma la migliore. Se infatti scegliamo una vita sedentaria, mangiando pochissimo riusciremo a non prendere peso con gli anni e a tenere sotto controllo l'infiammazione ma non saremo in grado di mantenere un sistema muscolo-scheletrico forte e agile. Non saremo sicuri e disinvolti nel camminare, fare le scale o prendere in braccio un nipotino. Non potremo scalare montagne, giocare a tennis o ballare. E, parafrasando Emma Goldman, se non si balla, allora non è la mia strada.

8.4. La routine (o NEAT)

In palestra, durante una sessione aerobica o di tonificazione, il mio allenatore preferito è solito ripeterci: "Ricordate che quello che conta davvero è ciò che fate quando siete fuori di qui".

Quando parliamo di attività fisica, infatti, c'è un aspetto che non va assolutamente sottovalutato: nel bilancio delle calorie spese contano molto di più tutti i movimenti e le azioni che compiamo nella nostra routine quotidiana che gli esercizi in palestra.

Esiste una sigla per identificare il consumo calorico associato alla nostra attività quotidiana ma non all'esercizio fisico: NEAT (*Non-excercise activity thermogenesis*). Il NEAT indica tutte quelle calorie che consumiamo durante la nostra giornata quando stiamo in piedi, gesticoliamo, suoniamo la chitarra, puliamo casa, facciamo le scale, ci spostiamo da una stanza all'altra o persino dalla poltrona al divano. Tutte queste azioni consumano calorie e stimolano la muscolatura e, in fin dei conti, hanno un ruolo quasi più importante di quei 30 minuti giornalieri dedicati allo sport. Secondo i ricercatori, il NEAT, per la maggior parte di noi che non siamo sportivi professionisti e non dedichiamo diverse ore al giorno all'esercizio fisico, ha un ruolo più importante delle calorie consumate in palestra.

Studi che hanno analizzato il ruolo della sedentarietà sulla salute degli esseri umani hanno evidenziato come il tempo che trascorriamo seduti, se prolungato e ininterrotto, sia associato a un aumento del rischio di malattie cardiovascolari nelle persone con più di 45 anni. Non solo: recentemente uno studio ha mostrato che la situazione peggiora se si sta seduti davanti alla televisione. In questa analisi, i ricercatori hanno suggerito che un esercizio fisico regolare di circa 60-75 minuti al giorno può eliminare il rischio che deriva dal tempo che si spende seduti ma non quello che deriva dal trascorrere le ore davanti alla tv. I motivi di questa differenza non sono chiari ma possono dipendere dall'abitudine di consumare snack o alcol, così come dal fatto che di solito si guarda la televisione dopo cena, quando invece il movimento aiuterebbe il metabolismo del glucosio e dei grassi.

Aumentare il NEAT è qualcosa a cui tutti possiamo puntare: per esempio, evitando l'ascensore ogni volta che possiamo, usando le scale, o evitando l'automobile quando possiamo camminare o andare in bici. Anche per chi lavora alla scrivania, alzarsi spesso, fare due passi o cercare di lavorare in piedi il più possibile sono accorgimenti utili per consumare più calorie e mantenersi attivi. I ricercatori hanno dimostrato che l'abitudine di alzarsi dalla sedia ogni 20 minuti migliora i parametri metabolici e le condizioni di salute. Forse un giorno lavoreremo in piedi, pedalando o camminando su appositi congegni che sostituiranno le scrivanie, e gli esseri umani del futuro si stupiranno dello stile di vita sedentario dei loro predecessori. Ma in attesa che questa rivoluzione si compia, possiamo provare noi a cambiare la nostra routine. Magari evitando l'ascensore quando il numero di piani da salire non è eccessivo e comunque non usandolo per scendere; o andando a lavorare a piedi, in bici, in tram (per arrivare alla fermata più vicina, o magari non proprio la più vicina) o cercando di camminare in pausa pranzo, invece di spostarci semplicemente da una sedia a un'altra.

8.5. La mente

Molti studi scientifici hanno dimostrato che l'esercizio fisico è importante non solo per avere un sistema cardiocircolatorio efficiente, un sistema immunitario protettivo, muscoli e ossa forti, un metabolismo attivo e migliorare parametri quali la pressione sanguigna, la glicemia o l'infiammazione; lo stile di vita è determinante anche per prevenire depressione e demenza senile, problemi che hanno un enorme impatto sulla vita degli anziani e delle loro famiglie. Mente e corpo non sono entità distinte. La scienza dell'invecchiamento ci aiuta a capire quanto la mente sia corpo.

Nel mondo, circa 60 milioni di persone soffrono di demenza, e i ricercatori stimano che nel 2050 i malati saranno più del doppio, intorno ai 150 milioni. Gli scienziati hanno identificato una serie di fattori di rischio modificabili, sui quali cioè possiamo agire per fare prevenzione: consumo di tabacco, abuso di alcol, sedentarietà, obesità, assenza di contatti sociali, diabete e ipertensione. Oltre a questi, rappresentano fattori di rischio la depressione, i difetti dell'udito (molti anziani rifiutano le protesi acustiche e così facendo iniziano un lento declino cognitivo), la mancanza di istruzione, l'inquinamento atmosferico.

Lo stile di vita è quindi fondamentale per prevenire la demenza, e l'attività fisica sembra essere la chiave per arrivare a un invecchiamento sano, anche dal punto di vista cerebrale. Diversi studi hanno dimostrato come l'esercizio fisico abituale agisca sulle aree del cervello che controllano la memoria o le abilità di programmare e organizzare. In più, attività che richiedono coordinazione dei movimenti e interazioni sociali hanno indubbi benefici nel prevenire il deficit cognitivo. Tra queste attività fisiche, danzare sembra una delle migliori perché associa all'esercizio aerobico la necessità di coordinare i propri movimenti nello spazio, seguendo un ritmo definito, e perché è un'attività che si svolge in compagnia di altre persone, favorendo quindi quelle interazioni sociali che sono così importanti per il benessere psicofisico. Senza dimenticare poi l'effetto benefico della musica sull'umore!

La danza, e in generale tutta l'attività fisica, è uno strumento di prevenzione e cura della depressione. L'esercizio fisico costante agisce in maniera complessa – e ancora non del tutto chiara – attivando il rilascio di molecole che regolano la funzionalità neuronale, l'umore, l'afflusso di sangue e l'infiammazione.

Giovenale scrisse nelle Satire: "*Orandum est ut sit mens sana in corpore sano*", che significa "Bisogna pregare che la mente sia sana nel corpo sano". Questa frase, interpretata in molti modi, rivela un ponte naturale tra la mente e il corpo: il benessere. A distanza di quasi duemila anni e forse finalmente riconciliati con la nostra natura, non siamo ancora in grado di garantire a tutti il benessere a cui Giovenale aspirava. Ma ognuno di noi può fare del proprio meglio per trovare l'equilibrio del suo corpo nel suo tempo.

8.6. Il sonno

Può sembrare strano che un capitolo dedicato all'attività fisica si concluda affrontando il tema del sonno, ma in realtà dormire ha una relazione stretta con i muscoli e l'esercizio.

Dormire è una funzione misteriosa e complessa e gioca un ruolo fondamentale nel mantenimento dello stato di salute. Quando dormiamo, il nostro corpo produce molecole che agiscono sul cervello, sui muscoli, sulle ossa, sul cuore e sul sistema immunitario. La mancanza di sonno – oggi comune perché purtroppo molti adulti e persino molti ragazzi dormono meno di 7 ore per notte – causa svariati problemi di salute, dalle disfunzioni metaboliche, come il diabete di tipo 2 e l'obesità, ai problemi cardiocircolatori, tra cui ipertensione o infarto. Inoltre, la privazione del sonno è associata a disturbi neurologici e psichiatrici, come l'ansia e la depressione. Per il mantenimento del benessere, un adulto avrebbe bisogno di 7-8 ore di sonno continuato per notte, un ragazzino di 9-10 ore, mentre a un bambino servono più di 10 ore.

Le ore dedicate al sonno non sono infatti ore perse: mentre si dorme avvengono dei processi fisiologici che servono al corpo per mantenersi in equilibrio, per regolare le funzioni cerebrali, endocrine, metaboliche, cardiache e immunologiche. Nei bambini e nei ragazzi, poi, il sonno è fondamentale per il corretto sviluppo del corpo, attraverso ormoni e fattori di crescita che vengono rilasciati solo durante le ore notturne. Ma anche per gli adulti il sonno è essenziale, sia per le ragioni già elencate, sia per contrastare l'invecchiamento precoce: la mancanza di sonno è legata all'aumento della senescenza cellulare, alla perdita di massa muscolare, all'*inflammaging* e all'invecchiamento in generale.

Per esempio, durante il sonno ci sono picchi di citochine che servono a fortificare le cellule deputate all'immunità protettiva ma, al contempo, la melatonina – l'ormone che regola il ritmo sonno-veglia e che è prodotto di notte – ha un'azione antinfiammatoria: questo significa che chi dorme bene e a sufficienza è meno infiammato e più protetto dalle infezioni.

Per quanto riguarda i muscoli e le ossa, dormire a sufficienza sembra essere essenziale non solo per il corretto sviluppo fisico di bambini e ragazzi ma anche per il mantenimento di un corpo sano da adulti. Quando dormiamo, inizia una sinfonia di ormoni, neurotrasmettitori e citochine che favorisce l'equilibrio di ossa e muscoli, come suggerito da diversi studi in cui si è osservata una maggiore fragilità muscolare e ossea nelle persone affette da disturbi del sonno.

La relazione tra ossa, muscoli e sonno è però duplice perché, d'altro canto, l'esercizio regolare e moderato può aiutare a dormire più a lungo e migliorare il mantenimento del ritmo sonno-veglia.

Infine, va ricordata l'enorme importanza che il sonno ha nella protezione e per la cura del cervello. Ogni stadio delle varie fasi che si susseguono nel sonno influenza la salute del cervello, facendo in modo che la sua attività venga modulata nello spazio e nel tempo: questa attività cerebrale che avviene mentre dormiamo ci permette di consolidare la memoria e l'apprendimento. Quando dormiamo il nostro cervello è attivo, ma in maniera diversa rispetto a quando siamo svegli. Potremmo semplificare dicendo che, mentre nella vita attiva di tutti i giorni usiamo la memoria per svolgere tutte le nostre funzioni, di notte i ricordi non vengono utilizzati ma consolidati, trasformati in memoria a lungo termine. E la scarsa qualità del sonno, che purtroppo colpisce circa la metà delle persone con più di 60 anni, è infatti stata associata a un maggiore rischio di malattia di Alzheimer. Il sonno sembra essere necessario per la plasticità neuronale, cioè quella capacità del cervello di adattarsi, di modificare le sue connessioni, di recuperare e consolidare le informazioni. Quando, dopo una giornata particolarmente triste o difficile, dichiariamo di "volerci dormire sopra", tutto sommato non stiamo dicendo un'assurdità: stiamo sottolineando il forte legame che esiste tra un sonno rigenerante e il nostro benessere. Dormire bene e a sufficienza ci aiuta infatti a gestire meglio le emozioni negative, a ridimensionarle, a tenerle sotto controllo.

9.
Prevenire

Difendití.
Il vento soffia,
sposta il tempo,
il tempo soffierà su te

LEVANTE

9.1. Un gesto semplice

Ricordo il momento in cui qualcosa è scattato in me e ho capito che non era più il caso di giocare a dadi con la fortuna. Fino ai quarant'anni mi sono tenuta lontana da medici, visite, analisi: ero giovane e stavo bene ma ero anche stata molto fortunata perché persino le mie due gravidanze le avevo affrontate senza un ginecologo di riferimento, facendo solo le ecografie necessarie e null'altro. Ma superati i 40 anni il mio atteggiamento nei confronti della prevenzione è cambiato.

Ricordo che sentii parlare in radio una donna che raccontava di come una volta l'anno lei e le amiche organizzassero una giornata di esami e controlli medici, tutte insieme. Disse che andavano a fare "il tagliando" annuale. Lo raccontò con allegria, come se parlasse di una gita in barca che si ripete regolarmente, ma io fui colpita dalla grande maturità di questo gesto così semplice. In fondo stava dicendo che volersi bene significa proteggersi e questo messaggio mi si era svelato grazie all'immagine di quelle amiche che si proteggevano l'un l'altra.

Così iniziai a informarmi e venni a sapere non solo che anche nella mia città è possibile effettuare questo check-up completo, ma anche che il tutto si svolge nell'arco di una mattinata. Decisi di provare e mi lanciai nel disegnare il pannello degli esami e delle visite mediche che ritenevo più utili.

Il primo controllo identificò una lesione preneoplastica (un'alterazione cellulare che può evolvere in cancro) in fase avanzata. Nel giro di pochi giorni mi venne rimossa in day-hospital, senza alcuna conseguenza e in maniera risolutiva. Spesso mi chiedo cosa sarebbe accaduto se non avessi deciso di fare quel check-up o se lo avessi rimandato, con la scusa dei mille impegni di lavoro.

Da allora lo ripeto puntualmente ogni anno e anche in un'altra occasione, qualche anno dopo, mi ha permesso di identificare dei problemi, consentendomi così di agire tempestivamente e proteggere la mia salute.

Spesso le nostre vite sono così frenetiche che rinunciamo a occuparci di noi stessi. Un po' per pigrizia, in qualche caso per scaramanzia, o semplicemente perché si pensa che ci sarà sempre tempo più avanti, la maggior parte di noi non mette in pratica la regola della prevenzione. O forse dipende da una scarsa consapevolezza della nostra fragilità e di quanto invece possa essere utile accorgersi dei problemi prima che essi si manifestino. Il tempo, in questi casi, fa davvero la differenza tra la vita e la morte.

Un conoscente mi disse una volta che si inizia a invecchiare quando si smette di sentirsi immortali. Potrebbe essere, ma forse stanno proprio lì la bellezza e la grazia della maturità: in questo nuovo sguardo su di sé e sul mondo, che permette di guardare alle cose con meno spavalderia e più saggezza.

9.2. Evitare le malattie

Ricordando l'importanza di un'alimentazione sana e dell'esercizio fisico regolare, abbiamo toccato il tema della prevenzione primaria delle malattie. In medicina, quando parliamo di "prevenzione", ci riferiamo a tutta quella serie di interventi che hanno lo scopo di ridurre il rischio di sviluppare una malattia o comunque di tutelare la salute e il benessere degli individui. I tipi di interventi sono però molto diversi tra loro, sia dal punto di vista pratico (per esempio, alcuni riguardano scelte individuali, come mangiare sano o fare movimento, altri invece sono regolati con leggi dello Stato, come i limiti per le emissioni di sostanze tossiche), sia in relazione al loro obiettivo. La prevenzione primaria riguarda infatti quegli interventi volti a prevenire le malattie o i problemi di salute *prima* che si verifichino. In questo ambito ricadono diverse azioni, tra cui:

- leggi e controlli volti a evitare che i cittadini vengano a contatto con sostanze pericolose (pensiamo, per esempio, all'asbesto, la cui produzione, lavorazione e vendita sono proibite in Italia da una legge del 1992, a seguito dell'evidenza della sua tossicità);
- leggi che obbligano i cittadini all'uso di dispositivi di protezione (come i caschi per le moto o le cinture di sicurezza per le automobili; o come le mascherine per prevenire l'infezione da Covid-19);
- le vaccinazioni, obbligatorie e facoltative. I vaccini sono uno dei più importanti strumenti di prevenzione primaria, proprio perché agiscono sul sistema immunitario e lo preparano per un eventuale incontro col patogeno. È importante ricordare che con l'avanzare dell'età (dopo i 65 anni, salvo indicazioni del medico curante) è consigliabile effettuare le vaccinazioni antinfluenzale (ogni anno) e antipneumococco e valutare col medico curante il vaccino per *Herpes zooster*. Inoltre, bisogna ricordarsi di effettuare il richiamo della vaccinazione antitetanica ogni dieci anni. Dopo i 65 sarebbe bene anche controllare l'immunità verso il morbillo e la varicella, perché que-

ste malattie possono avere gravissime conseguenze per le persone anziane. Se non siamo protetti, è bene correre ai ripari con le vaccinazioni;

- l'educazione a uno stile di vita sano, perché è ormai evidente che buona parte delle malattie (o delle conseguenze gravi delle malattie) può essere prevenuta attraverso le giuste scelte quotidiane. Di questo abbiamo già parlato nei capitoli precedenti (alimentazione ed esercizio fisico), ma va ricordato che tabacco, alcol, carenza di sonno, carenza di sole (che va preso, però, con le dovute accortezze) e stress fanno male al nostro corpo;
- la terapia preventiva, che consiste nell'uso di medicinali, vitamine o altre sostanze, anche di origine naturale, per prevenire una malattia. Tra queste ricordiamo la cardioaspirina o le statine per i soggetti a rischio di eventi cardiovascolari (sull'aspirina ci sarebbe molto da scrivere per la fervente discussione che da anni impegna la comunità scientifica sull'uso di questo farmaco per la prevenzione primaria; grande discussione c'è anche riguardo al suo uso nella prevenzione del cancro al colon: nonostante molti dati a supporto degli effetti positivi, le linee guida nel mondo sono ancora confuse e discordanti); o, molto più recentemente, la proposta dell'utilizzo del farmaco tamoxifene per prevenire il cancro al seno in donne a rischio. Mentre queste terapie preventive sono efficaci se utilizzate sotto controllo medico, altre si basano su credenze pseudoscientifiche e possono essere inefficaci o addirittura pericolose. L'uso abituale di integratori alimentari al fine di evitare malattie o migliorare il proprio stato di salute, per esempio, non è basato su prove scientifiche. Le vitamine e gli oligoelementi dovrebbero essere acquisiti grazie a una dieta sana e bilanciata e non attraverso pillole, salvo nei casi in cui esista una carenza verificata mediante analisi di laboratorio (come nel caso

piuttosto diffuso della vitamina D). Negli ultimi vent'anni abbiamo inoltre assistito a un incredibile consumo di prodotti antiossidanti per prevenire l'invecchiamento o il cancro. Nonostante effettivamente i radicali liberi siano coinvolti in moltissime patologie tipiche dell'invecchiamento, quando la scienza ha completato il suo percorso, attraverso la sperimentazione basata su studi clinici controllati e randomizzati (cioè quegli studi basati su due gruppi di volontari che differiscono tra loro solo per il trattamento ricevuto, per esempio un gruppo riceverà l'antiossidante e l'altro gruppo no; solo grazie a questa sperimentazione si possono ottenere risultati affidabili sull'efficacia di un trattamento), si è compreso che gli integratori a base di antiossidanti non funzionano. Non solo: alcuni dati più recenti indicano che questi integratori possono ridurre l'efficacia delle terapie anticancro e, di conseguenza, il loro uso è al momento decisamente sconsigliato.

9.3. Limitare i danni

Se lo scopo della prevenzione primaria è quello di evitare le malattie e la fragilità, quello della prevenzione secondaria è di limitare i danni. Qui ricadono tutti gli screening e i controlli che dobbiamo inserire nel nostro calendario se vogliamo giocare d'anticipo sulle malattie. E, sebbene purtroppo le malattie possano arrivare ad ogni età, con l'avanzare degli anni il rischio aumenta e la prevenzione secondaria diventa un regalo che tutti dobbiamo concederci.

Sulla base del rischio di sviluppare una malattia, il Sistema sanitario nazionale organizza campagne di screening gratuiti tra cui la mammografia per le donne tra i 50 e i 69 anni (per la prevenzione del cancro alla mammella), il Pap-test e il test per Papilloma virus (HPV-DNA test) per le donne tra i 25 e i 64 anni (per la prevenzione dei tumori al collo dell'utero), e il test del sangue occulto nelle feci, per uomini e donne tra i 50 e i 69 anni (per la prevenzione dei tumori del colon-retto). Tuttavia, questi sono solo alcuni degli esami che dovremmo effettuare periodicamente. Dopo i 40-50 anni bisognerebbe controllare con regolarità i livelli ematici di colesterolo, trigliceridi e glucosio, per la prevenzione delle patologie cardiovascolari e metaboliche. Così come va tenuta sotto controllo la pressione che, in entrambi i sessi, tende a salire con l'età. E vanno effettuati controlli per il cuore, i denti, gli occhi e i nei, che spesso dimentichiamo, e che invece vanno esaminati dal dermatologo per la prevenzione del melanoma.

9.4. Tenersi in equilibrio

Quando una malattia si è manifestata, la prevenzione terziaria si occupa di prevenire le complicanze o il peggioramento delle condizioni. Di solito si tratta di patologie croniche, come per esempio il diabete: qui la prevenzione terziaria è tesa a mantenere un buon controllo della glicemia, alla valutazione della microcircolazione e della neuropatia (controllo dei piedi), alla cura della pelle per evitare che si generino lesioni, e al supporto che viene dato al paziente affinché impari a gestire la patologia nel miglior modo possibile. La prevenzione terziaria include la riabilitazione, per esempio nel caso di soggetti che abbiano subìto un infarto o un ictus. Si tratta quindi non solo di prevenire il peggioramento delle condizioni del paziente cronico, ma anche di favorire il recupero dello stato di salute dopo un periodo di malattia.

Naturalmente sia al livello del Sistema sanitario, sia per

ognuno di noi, questa è la strategia meno conveniente. Purtroppo, però, la prevenzione primaria e secondaria non sono ancora diffuse come dovrebbero. Oggi, in media, viviamo molto di più di un secolo fa ma, come abbiamo visto, gli ultimi anni delle nostre vite sono spesso condizionati, limitati, rovinati da malattie che avremmo potuto prevenire. Non voglio con questo sostenere che sia necessario vivere nella paura, nella privazione o nell'ansia. Non credo che sia giusto fra l'altro sacrificare il presente, la vita di oggi, in nome di un futuro incerto. Ma esiste una via di mezzo tra il sacrificio e l'eccesso, tra l'incoscienza e la paura, ed è la via dell'equilibrio e del benessere. Bere un bicchiere ogni tanto, per celebrare un momento speciale, sapendo che è un'eccezione e dando quindi valore a quel gesto. Mangiare con gusto e allegria, imparando a scoprire i cibi semplici e sani e concedersi qualche strappo alla regola quando si è in vacanza e magari si è nuotato o camminato per ore. Fare le vaccinazioni consigliate e trovare mezza giornata all'anno per fare un check-up completo, perché quella mattinata potrebbe essere la più importante della nostra vita.

10.
Sesso e genere

Oh no, not I!
I will survive!

Gloria Gaynor

10.1. Gender gap?

In generale le donne vivono più a lungo degli uomini. Nel 2019, nei paesi dell'Unione Europea, la speranza di vita alla nascita per le donne era di 84 anni mentre per gli uomini di 78,5 anni. Una differenza importante, di 5,5 anni, anche se minore rispetto al passato (nel 2002 la differenza era di circa 6,6 anni). In alcuni Stati europei la differenza è molto più marcata e arriva fino ai 10 anni della Lituania (le donne lituane, nel 2019, avevano una speranza di vita alla nascita di 80 anni, mentre gli uomini di 70).

Questo *gender gap* (divario di genere) nell'aspettativa di vita esiste probabilmente da sempre ma è dimostrato da quando si è iniziato a tenerne traccia, intorno alla metà del diciottesimo secolo.

Abbiamo già visto, parlando delle campionesse di longevità, che gli esseri umani che hanno vissuto più a lungo erano tutte donne. Infatti, il 90% dei supercentenari, cioè le persone che raggiungono i 110 anni di età, appartiene al genere femminile. Per molto tempo si è pensato che questa differenza fosse dovuta ai comportamenti e alle abitudini, e che cioè fosse una differenza di genere (mentre il sesso è biologicamente determinato, il genere è tutto ciò che fa parte della cultura, dei comportamenti e del sociale e che noi attribuiamo al sesso maschile e femminile). Certamente le abitudini sociali possono condizionare la durata della vita, ma i ricercatori hanno dimostrato che il *gender gap* si mantiene anche quando uomini e donne hanno lo stesso stile di vita e le stesse abitudini.

Questo fa pensare che in realtà le differenze siano di natura prevalentemente biologica e che il *gender gap* sia in realtà un *sex gap*, cioè una differenza dovuta al sesso biologico. E in effetti, se osserviamo gli animali, notiamo che per molti di essi esiste un *sex gap* molto più ampio del nostro, a vantaggio delle femmine. Uno studio pubblicato nel 2019 ha analizzato la vita media di 101 specie di mammiferi che vivono in un ambiente naturale e ha trovato che le femmine hanno una durata di vita media del 18,6% superiore ai maschi (a livello mondiale, nella popolazione umana, le donne hanno una durata di vita maggiore rispetto agli uomini del 7,8%, dati del 2019). Le leonesse, per esempio, vivono in media il 50% in più dei leoni. E maggiore durata della vita delle femmine si osserva anche negli animali in cattività, condizione che riduce fortemente le differenze nelle interazioni con l'ambiente che animali maschi e femmine potrebbero avere in natura. Capire le ragioni della diversa durata di vita tra maschi e femmine e tra uomini e donne è un passo importante verso quella medicina personalizzata a cui la società aspira, perché permetterebbe di curare meglio le fragilità dell'invecchiamento. Ed è una chiave per comprendere il segreto della longevità.

10.2. Un corpo ignorato troppo a lungo

Perché le donne vivono più a lungo degli uomini? Oggi ne sappiamo ancora poco. E sappiamo ancora meno se l'invecchiamento biologico abbia caratteristiche differenti tra i due sessi. Si tratta di un tema fondamentale, sia per quanto riguarda il diritto alla migliore cura possibile di ogni cittadino, sia dal punto di vista socioeconomico. Le ragioni di questo scarso approfondimento risalgono soprattutto allo scarso interesse della medicina per il corpo femminile.

Per secoli abbiamo avuto una medicina fatta da uomini e per uomini. Il corpo femminile, sia a livello dei normali studi di fisiologia, sia per quanto riguarda le patologie, non è stato molto studiato. E la medicina di genere, quella medicina che, invece, mette in luce le differenze tra corpo maschile e femminile al fine di prevenire, diagnosticare e curare al meglio uomini e donne, è ancora agli albori. Per la maggior parte gli studi di fisiologia e fisiopatologia sono iniziati in tempi lontani, nelle scuole di medicina o nelle scuole militari, che fornivano i soggetti sani da arruolare nelle sperimentazioni. Ovviamente erano tutti uomini. Non deve quindi sorprendere che buona parte della nostra medicina sia riferita alla fisiologia del maschio caucasico di circa 70 chili di peso. Ma c'è di più: le donne, fino al 1993, erano escluse dalla sperimentazione dei nuovi farmaci e terapie. Ciò ha causato gravi danni alla salute delle donne (tema che ho affrontato nel mio libro precedente) ma anche una mancanza di dati sulle malattie declinate al femminile.

Nonostante la scienza non abbia ancora identificato le cause specifiche della maggiore sopravvivenza dei mammiferi di sesso femminile (e probabilmente non c'è un'unica causa, ma una complessa interazione tra fattori genetici, ormonali e ambientali), per quanto riguarda gli esseri umani alcune ipotesi interessanti sono state formulate.

La spiegazione più semplice potrebbe risiedere nei cromosomi sessuali. Le cellule delle persone di sesso biologico femminile hanno solitamente (ci sono eccezioni alla regola, cioè soggetti di sesso femminile che hanno variazioni genetiche) 46 cromosomi (23 coppie) di cui 2 sono i cromosomi sessuali XX (in genetica questo si riassume nella formula 46,XX che indica la normale composizione genetica di una persona di sesso femminile). Le cellule maschili hanno invece solitamente (anche qui ci sono variazioni sul tema) una coppia di cromosomi sessuali fatta da un cromosoma X e un cromosoma Y (46,XY). Mentre la presenza di almeno un cromosoma X, che serve a produrre più di 800 proteine diverse, è condizione necessaria per la vita (non esistono esseri umani privi di esso), il piccolo cromosoma Y contiene pochi geni, per lo più implicati nella determinazione del sesso maschile. E, come dimostra il sesso femminile, che non contiene Y, esso non è importante per nascere, crescere e vivere in salute. Tra le conseguenze di questa differenza genetica tra i due sessi una è abbastanza evidente: avendo i soggetti di sesso femminile due copie del cromosoma, possono sopportare più facilmente degli errori nei geni presenti sul cromosoma X. Se si eredita da un genitore un cromosoma X che porta un gene mutato, l'altro cromosoma potrà compensare il difetto. Ecco perché esistono molte malattie genetiche che si manifestano solo o in maniera più severa nei maschi, come l'emofilia, il daltonismo o alcune forme di distrofia muscolare. Poiché nel tempo, con l'invecchiamento, si accumulano danni al DNA, le femmine avrebbero dunque maggiore possibilità di compensare i danni sui geni presenti sul cromosoma X. Sebbene questa teoria sia semplice e sensata, non ci sono prove conclusive che permettano di chiudere qui la questione della maggiore longevità femminile.

Così come non sembra solida l'altra, semplicissima spiegazione: le donne hanno i telomeri più lunghi degli uomini. Come abbiamo visto all'inizio, i telomeri sono quei "cappucci" che proteggono le estremità dei cromosomi e che nel tempo si accorciano con le successive divisioni cellulari, fino al punto di non proteggere più e indurre il blocco replicativo o la senescenza cellulare. Nonostante diversi studi abbiano dimostrato che, sin dalla nascita, la lunghezza dei telomeri sia maggiore nei soggetti umani di sesso femminile, negli altri animali non c'è alcuna correlazione tra lunghezza dei telomeri e longevità dei due sessi.

Tuttavia, sempre restando nell'ambito degli studi genetici, ultimamente alcuni risultati interessanti si sono ottenuti analizzando l'intero genoma dei centenari, cioè andando a cercare dei geni o forse meglio delle caratteristiche genetiche comuni tra i campioni di longevità. Uno studio è riuscito a identificare profili genetici di longevità diversi e specifici per uomini e donne. E i risultati chiamano in ballo il sistema immunitario.

10.3. Difese diverse

La pandemia da Covid-19 ci ha mostrato con crudele chiarezza cosa significhi fragilità. E, con grande stupore e persino imbarazzo, abbiamo scoperto che la fragilità nei confronti del virus inizia già intorno ai 60 anni. I dati dell'Istituto superiore di sanità indicano che, tra i pazienti deceduti per Covid (fino a gennaio 2022), il 98,7% aveva più di 50 anni. In Italia, come nel resto del mondo, il rischio di ospedalizzazione e morte aumenta fortemente dopo i 65. Questa vulnerabilità nei confronti del Sars-CoV-2, così come di molti altri virus e batteri, dipende dal fatto che anche il sistema immunitario invecchia. L'immunosenescenza è un insieme di cambiamenti che si verificano al livello del sistema immunitario durante l'invecchiamento e che portano alla riduzione di alcune risposte e all'aumento di altre. Col passare degli anni, le risposte antimicrobiche, anticancro o riparative diventano sempre meno efficienti, motivo per cui un sistema immunitario senescente fa fatica a eliminare rapidamente un patogeno che invade il corpo o delle cellule tumorali che possono formarsi e dare quindi origine a un tumore, o a rigenerare un tessuto danneggiato. D'altro canto, aumenta la produzione di molecole proinfiammatorie e il rischio di sviluppare patologie infiammatorie croniche o autoimmuni. E, come abbiamo visto con i pazienti affetti da Covid severo, è proprio questo squilibrio tra riduzione delle risposte protettive e aumento dell'infiammazione che provoca le gravi conseguenze della malattia. Non a caso, nei pazienti severi, non funzionano gli antivirali (che sono invece efficaci nei primi giorni per limitare la replicazione del virus), ma i farmaci che spengono l'infiammazione generata dal nostro stesso sistema immunitario. L'immunosenescenza è quindi una perdita di equilibrio, che, come abbiamo già discusso, si può rallentare proprio puntando sull'equilibrio del nostro stile di vita.

I centenari mostrano infatti che l'immunosenescenza (intesa come cambiamenti negativi, che mettono a rischio la salute dell'individuo) non è necessariamente legata all'età. Mentre alcune variazioni del sistema immunitario chiaramente dipendono dall'età (come la diminuzione in circolo di linfociti "vergini" o "naive", cioè che non sono mai stati stimolati, e l'aumento dei linfociti della memoria, quelli che restano dopo un'infezione o una vaccinazione), altre dipenderanno dall'azione combinata di genetica e ambiente (per esempio infezioni, vaccinazioni, farmaci, malattie, alimentazione, fumo, attività fisica, ore di sonno ecc.). E questi fattori iniziano ad agire da subito sul sistema immunitario, definendo la sua propensione verso un invecchiamento equilibrato o verso il disequilibrio. E poiché il disequilibrio immunologico predispone a tutte le patologie tipiche della terza età, ecco che mantenerlo sano è un impegno che dobbiamo prendere sin da ragazzi. Alcuni ricercatori hanno infatti egregiamente dimostrato che, così come esiste un orologio epigenetico in grado di definire l'età biologica e il rischio di malattia e morte sulla base di un algoritmo che analizza il DNA, esiste un orologio analogo che invece analizza lo stato del sistema immunitario (IMM-AGE). Anche questo orologio riesce a definire con estrema precisione l'età biologica di un individuo e a predire il suo rischio di morte.

Numerosi dati clinici dimostrano che il sistema immunitario di uomini e donne ha caratteristiche diverse. E che queste differenze si riflettono sulla capacità di resistere alle infezioni o sul rischio di sviluppare malattie. Per esempio, in risposta ai vaccini gli uomini sviluppano in media un titolo anticorpale inferiore (circa la metà, con ampie differenze tra vaccini) rispetto alle donne. Le donne con infezione acuta da HIV (il virus che causa l'Aids) hanno nel loro sangue circa un 40% di RNA virale in meno rispetto agli uomini (quindi significa che il virus replica di meno, che il sistema immunitario femminile lo limita). E gli uomini hanno nel complesso quasi il doppio delle probabilità rispetto alle donne di morire di un tumore maligno. D'altro canto, le donne rappresentano l'80% dei pazienti affetti da malattie autoimmuni, il rovescio della medaglia che le donne hanno ricevuto "in dono" dall'evoluzione per proteggere il feto dai patogeni.

Ma queste differenze giocano anche un ruolo nel determinare il divario di longevità tra i due sessi?

Alcuni studi hanno effettivamente mostrato delle differenze sesso-specifiche legate all'invecchiamento e alla longevità analizzando parametri come la produzione di citochine o le risposte dei linfociti. Tuttavia, solo di recente si è analizzato approfonditamente l'impatto del genere sulla genetica della longevità.

I ricercatori, che hanno preso in esame 2178 ultracentenari (di cui 1614 donne) e confrontati con 2299 controlli (adulti tra i 40 e i 64 anni) sono riusciti a identificare geni e segnali cellulari che correlano con la longevità in maniera sesso-specifica. Tra questi, negli uomini c'è la citochina infiammatoria IL-6, già nota per il suo ruolo nell'infiammazione cronica legata all'invecchiamento maschile, e un recettore (TLR3) del sistema immunitario che riconosce la presenza di virus e produce in risposta molecole infiammatorie, inclusa la citochina IL-6. Questa via che va dai virus all'infiammazione emerge quindi come una via determinante nella longevità maschile.

Per quanto riguarda le centenarie, invece, lo studio ha evidenziato l'importanza di vie metaboliche complesse che hanno effetti regolatori sul sistema immunitario ma che regolano anche moltissimi altri aspetti della fisiologia umana, come la produzione di serotonina (un neurotrasmettitore implicato nella regolazione dell'umore, dell'appetito, del sonno e della trasmissione del dolore), del metabolismo di zuccheri, proteine e grassi e della produzione di nuovi mitocondri.

Il sistema immunitario gioca un ruolo complesso nel determinare invecchiamento e longevità ma non agisce da solo: esso è regolato, tra le altre cose, dagli ormoni sessuali.

10.4. Ormoni diversi

Oltre al sistema immunitario, l'altro sistema fisiologico chiamato in causa per spiegare le differenze di longevità tra uomini e donne è quello endocrino (letteralmente "secerno dentro"), un insieme di ghiandole che producono molecole riversate internamente al nostro corpo (a differenza delle ghiandole esocrine, che rilasciano le loro produzioni all'esterno, come il sudore o le lacrime). Queste molecole sono gli ormoni, messaggeri rilasciati in circolo e capaci di agire a distanza, regolando numerose funzioni vitali.

Gli ormoni sessuali androgeni ed estrogeni, nello specifico, dettano lo sviluppo degli organi genitali e riproduttivi e dei caratteri sessuali dei corpi maschili e femminili. Tuttavia, essi agiscono anche in molti altri ambiti, regolando, per esempio, lo sviluppo di muscoli e ossa e del tono di voce, il metabolismo, e la risposta immunitaria.

Il testosterone, il principale ormone sessuale maschile, è per esempio implicato nella minore efficacia della risposta immunitaria degli uomini, avendo esso proprietà immunosoppressive. Studi effettuati su uomini castrati, quindi quasi privi di testosterone, riportano una durata della vita di quindici-vent'anni superiore rispetto alla norma. Poiché il testosterone è prodotto già nel feto, durante lo sviluppo degli organi sessuali, questa precoce esposizione ormonale potrebbe spiegare l'osservazione che le femmine umane sopravvivono meglio dei maschi anche nei primi mesi di vita, così come poi per l'intero corso della loro esistenza. D'altro canto, gli ormoni estrogeni femminili, oltre a potenziare l'immunità verso i patogeni, spengono l'infiammazione e hanno effetti antiossidanti. E, come abbiamo visto, infiammazione e danno da radicali liberi sono entrambi coinvolti nell'invecchiamento.

Se ormoni, genetica e sistema immunitario lavorano insieme e favoriscono la sopravvivenza delle donne, sono altresì alleati della loro salute? In altri termini, le donne invecchiano meglio degli uomini?

10.5. Ritmi circadiani

Ho sempre pensato che il tempo sia qualcosa di intimamente legato al sesso femminile. E che io, in quanto donna, lo senta in maniera diversa rispetto ai tanti uomini con cui ho a che fare nella mia quotidianità. Ho sempre pensato di avere, col tempo, una relazione complessa, speciale, quasi carnale. Il tempo delle donne è scandito dal corpo. Il corpo che cambia ci costringe a sentire il tempo che passa. I nostri gameti, gli ovociti, iniziano a morire ancora prima della nostra nascita e quando raggiungiamo l'età giusta per diventare madri, ne sono rimasti pochi, pochissimi rispetto a quei milioni che avevamo prima di nascere. La finestra, fra realizzazione professionale, crescita personale e il tic-tac del corpo, è strettissima. Il ciclo mestruale, poi, segna per noi donne un tempo solo nostro, che nessun uomo potrà mai sperimentare. È un tempo ancora una volta dettato dal corpo e che ad esso ci lega, non ci consente di dimenticare che siamo sangue, cellule, chimica. E anche quando questo tempo finisce, quando arriva la menopausa, è sempre il corpo che ci avvisa che il nostro tempo è cambiato, che un nuovo periodo della nostra vita comincia. Solo allora inizia per noi donne un tempo libero dal tempo del corpo, un tempo senza tempo.

Ma c'è di più di questo: le donne vivono a un ritmo biologico diverso da quello degli uomini, un ritmo intenso che vibra in sintonia con il pianeta. Nel febbraio 2023 sulla rivista scientifica "Science" è stato pubblicato uno studio davvero interessante: i ricercatori hanno dimostrato che le cellule del corpo femminile seguono il ritmo circadiano molto più di quelle maschili. Il ritmo circadiano è una sorta di orologio interno, della durata di circa 24 ore (il termine "circadiano" sta appunto a significare all'incirca un giorno), che regola l'alternanza del sonno e della veglia. In realtà esistono diversi ritmi circadiani coinvolti nello svolgimento delle varie funzioni, come la secrezione di ormoni o la regolazione della temperatura corporea negli animali, ma essi sono presenti anche nelle piante e sono stati identificati persino in alcuni batteri. Il sonno, per esempio, è regolato dal ritmo circadiano sonno-veglia il quale, a sua volta, dipende moltissimo dalla luce. Infatti, quando è buio, il nostro cervello produce la melatonina, uno degli ormoni importanti per la regolazione del sonno. Al mattino, la luce percepita attraverso la retina degli occhi blocca la produzione di melatonina ed ecco perché la luce del sole è così importante nel mantenimento di un buon ritmo sonno-veglia.

Il ritmo circadiano non regola solo il sonno ma l'espressione di molti geni in vari organi e tessuti. Ebbene, lo studio pubblicato di recente ha evidenziato qualcosa di sorprendente: i geni delle donne mostrano una ritmicità decisamente maggiore rispetto a quelli degli uomini e seguono il ritmo circadiano. La diversa ritmicità genetica esistente tra donne e uomini potrebbe essere importante per capire meglio come le malattie si manifestino diversamente nei due sessi e avere persino implicazioni nelle terapie; sicuramente è un'ulteriore, importante conferma di quanto il sesso biologico influenzi la fisiologia umana e di come non sia più credibile una medicina che non ne tenga conto.

11.
Il tempo dei sessi

When I get older, losing my hair
Many years from now
Will you still be sending me a Valentine
Birthday greetings bottle of wine

THE BEATLES

11.1. Cogliere i segnali

Il 2013 è stato un anno intenso, difficile da dimenticare. L'anno precedente lo avevo trascorso lontano dal laboratorio e dalle lezioni. L'Istituto clinico Humanitas, dove dirigevo da anni il laboratorio di Immunità adattativa (un ramo dell'immunologia che studia i linfociti T e B – i responsabili della memoria immunologica – e il loro ruolo nelle infezioni, nel cancro e nelle patologie autoimmuni) e l'Università di Milano, dove insegnavo la patologia, mi avevano concesso un congedo per motivi di studio. Avevo continuato quindi a seguire l'attività dei miei ricercatori ma a distanza, isolandomi dal mondo e cercando di ricentrarmi. Avevo dunque impegnato il tempo non solo dedicandomi di più alla famiglia ma soprattutto a studiare. Avevo scritto un progetto completamente nuovo rispetto al tipo di ricerca condotto fino a quel momento. Lo scopo era riuscire a vincere il finanziamento europeo più cospicuo e prestigioso di tutti: quello del Consiglio europeo della ricerca (Erc) dedicato ai ricercatori senior. Per farlo, servivano due condizioni: aver fatto molto bene in passato e scrivere un progetto valido e innovativo per il futuro. Nel 2013 arrivò la notizia: avevo vinto. Credo sia stato uno dei momenti più felici della mia vita, perché metteva un punto fermo, perché avevo il riconoscimento della crema della comunità scientifica mondiale e perché questa era una grande carta da giocare con l'accademia italiana. Un giorno forse racconterò cosa ho dovuto affrontare nel mondo accademico: le ingiustizie, le umiliazioni, i concorsi truccati, le telefonate minacciose dei baroni... Vincere l'Erc per me significava poter diventare professoressa ordinaria senza dover abbassare la testa, senza accettare compromessi, senza dovere favori a nessuno. Sono cresciuta ascoltando la canzone *Figlia* di Roberto Vecchioni e ripetendomi che "vincere significa accettare". Ecco che invece io avevo vinto con le mie forze.

C'era molto lavoro da fare: prima di tutto, creare un nuovo team di ricerca a Padova, dove volevo trasferirmi per portare avanti il progetto. Ma nel 2013, durante il mio check-up annuale, mi viene diagnosticata la malattia di Graves, una patologia autoimmune che colpisce la tiroide e la rende iperattiva. Avendo scoperto la malattia prima che i sintomi si manifestassero, ho evitato il peggio. Però è stato difficile adattarsi alla condizione di malata cronica. L'anno dopo, una volta trasferita a Padova, durante il primo controllo in Endocrinologia, un prelievo dalla tiroide ha rilevato un carcinoma. Ricordo perfettamente la sensazione quando ho ritirato la busta con l'esito dell'esame. Sono uscita dal laboratorio e mi sono seduta nel bellissimo chiostro dell'Ospedale Giustinianeo di Padova. Ho lasciato passare qualche minuto, poi ho aperto la busta e ho letto il risultato. Per un anno, la mia vita è rimasta sospesa.

Dopo la rimozione della tiroide ho iniziato ad avere irregolarità nel ciclo mestruale. Nel giro di un paio d'anni è scomparso. Per fortuna, a parte qualche episodio di sudorazione improvvisa e l'aumento di peso, non ho avuto particolari disturbi. E anche se alcune amiche mi facevano i discorsi che si fanno a chi sta attraversando una tragedia, suggerendomi terapie e diete per evitare la menopausa, sentivo che a differenza di ciò che avevo vissuto nell'anno precedente, questo cambiamento era buono, andava accolto. Riconoscere i veri nemici è il primo passo verso la vittoria. Negli ultimi anni avevo combattuto una malattia autoimmune e un cancro, e ora la menopausa mi sembrava un segnale del mio corpo che mi diceva che tutto continua, fluisce, cambia.

11.2. Siamo tutti vulnerabili, ma non allo stesso modo

C'è un paradosso nell'invecchiamento: le donne vivono di più ma con una qualità della vita inferiore rispetto agli uomini. Negli ultimi anni, la vita di una donna è caratterizzata da maggiore fragilità e da uno stato di salute spesso peggiore rispetto a quello degli uomini. Uno studio del 2015 che ha analizzato lo stato di fragilità dei cittadini di 10 paesi europei ha riportato dei dati preoccupanti per la salute femminile. Secondo la ricerca, le donne europee di 70 anni avrebbero trascorso il 25% degli anni di vita rimanenti in una condizione di fragilità (definita dai ricercatori prendendo in esame parametri come la stanchezza, la debolezza, la perdita di peso involontaria, la sedentarietà o la difficoltà nel compiere movimenti). Per gli uomini settantenni, la percentuale di anni fragili era invece l'11,5% dei rimanenti anni di vita.

Diverse patologie tipiche della terza età mostrano una disparità legata al genere: il cancro e la malattia di Parkinson, per esempio, colpiscono più gli uomini delle donne. Queste ultime hanno invece un rischio maggiore per l'Alzheimer, la più comune forma di demenza, la depressione, così come per l'osteoporosi e le patologie autoimmuni (per entrambe queste ultime condizioni, le donne rappresentano addirittura l'80% dei pazienti).

Da cosa dipende questa maggiore vulnerabilità nei confronti di malattie così diverse tra loro? Ancora una volta, da una combinazione di fattori che chiamano in causa sistema immunitario e ormoni. Nelle prossime pagine approfondiremo alcune patologie che hanno un forte impatto sull'invecchiamento e che possano illustrare la complessità alla base delle differenze di genere. Partendo però da due condizioni fisiologiche (cioè normali, tipiche delle condizioni di salute; a differenza di quelle "patologiche" che indicano delle anomalie, delle alterazioni dello stato di salute): la menopausa e l'andropausa.

11.3. La menopausa

La menopausa – termine coniato intorno al 1820 dal medico francese Charles-Pierre-Louis de Gardanne – consiste nel drastico calo degli ormoni estrogeni, nella scomparsa del ciclo mestruale e nell'impossibilità di concepire in modo naturale. La transizione verso la menopausa effettiva (cioè la reale scomparsa delle mestruazioni da dodici mesi) inizia a tempi variabili per ogni donna, in genere però tra i 45 e i 55 anni, e può durare a lungo. Tuttavia, in alcuni casi la menopausa può essere la conseguenza di altre condizioni e presentarsi precocemente.

La maggior parte delle donne avverte i cambiamenti nel proprio corpo e riporta sintomi che vanno dalle vampate di calore all'insonnia, alla sudorazione improvvisa, soprattutto di notte. Questi, che sono tra i sintomi più comuni, sono dovuti a cambiamenti nella biochimica del corpo femminile. Le vampate e la sudorazione, per esempio, sono legate alla molecola Neurochinina B, un neurotrasmettitore, e al suo recettore NK3R. Nella maggior parte delle donne, i fastidi si risolvono nel breve periodo o comunque si affrontano senza troppe difficoltà, magari limitando caffè, cibi piccanti o alcol, nutrendosi di cibi leggeri e facendo attività fisica regolare. Qualora i sintomi fossero molto difficili da sopportare, esiste la possibilità di utilizzare la terapia ormonale sostitutiva, cioè la somministrazione di ormoni estrogeni. Tuttavia, la terapia ormonale sostitutiva e in particolare quella combinata, che prevede la somministrazione di due tipi di ormoni, estrogeni e progestinici, non è esente da rischi ed è controindicata per molte donne. A lungo termine, questa terapia può aumentare il rischio di cancro al seno, cancro ovarico, trombosi e ictus. Esistono altre terapie non specifiche per gestire i disturbi della menopausa, ma anch'esse hanno effetti collaterali più o meno pesanti. Tuttavia, grazie alla maggiore comprensione dei meccanismi molecolari, gli scienziati stanno studiando dei farmaci mirati per le fastidiose vampate e per la sudorazione improvvisa (molecole antagoniste del recettore NK3R), terapie che saranno probabilmente disponibili già nei prossimi anni.

In una percentuale inferiore di donne, i sintomi possono includere cambiamenti dell'umore, ansia, calo del desiderio sessuale o depressione. In questi casi, la situazione personale, familiare e socioculturale che la donna vive gioca un ruolo molto importante. La menopausa può essere vissuta come l'inizio di una nuova fase, in cui ci si libera finalmente delle mestruazioni e in qualche modo ci si riappropria del controllo del proprio corpo. O può invece essere percepita come la fine della giovinezza, della femminilità, della bellezza. E, se ciò accade, si amplificheranno quei cambiamenti che sono prodotti dalle variazioni ormonali. Questo sarà particolarmente vero nel caso del calo del desiderio o comunque nelle trasformazioni che alcune donne sperimentano nei rapporti sessuali. Se infatti in qualche caso il cambiamento ormonale può limitare desiderio ed eccitazione, ritardare l'orgasmo o causare fastidi e dolore durante il rapporto, certamente queste difficoltà saranno esasperate laddove la menopausa venga vissuta come qualcosa di negativo o come una malattia. Quando pensiamo di essere indesiderabili, quando non ci sentiamo in sintonia con il nostro corpo, non riusciamo a concederci il desiderio.

La menopausa, pur non essendo una malattia ma un processo fisiologico, un normale, ulteriore cambiamento del profilo ormonale femminile dopo pubertà ed, eventualmente, gravidanze e allattamento, ha però degli effetti sulla salute della donna. Gli ormoni estrogeni proteggono le giovani donne dall'ipertensione e dal rischio di eventi cardiovascolari quali l'infarto cardiaco e l'ictus cerebrale. Dopo la menopausa e a seguito del calo degli estrogeni, il rischio di eventi cardiovascolari nelle donne aumenta notevolmente. Così come aumenta il rischio di osteoporosi e, secondo alcuni studi, di sviluppare la malattia di Alzheimer.

11.4. L'andropausa

Cominciamo con un chiarimento: il termine andropausa è fuorviante, perché fa pensare che negli uomini accada qualcosa di simile a quello che per le donne è la menopausa. Invece, negli uomini il livello di testosterone circolante non subisce un crollo ma, con l'invecchiamento, una lenta e progressiva riduzione. In una frazione di uomini anziani, intorno al 25%, i livelli di testosterone scendono sotto la norma. Nei soggetti che hanno livelli di testosterone patologicamente bassi e sintomi riconducibili a questa carenza si parla di "ipogonadismo a insorgenza tardiva" (LOH, dall'inglese *Late-onset hypogonadysm*).

La carenza di testosterone può presentarsi senza disturbi specifici, oppure accompagnarsi ad aumento di tessuto adiposo e obesità, riduzione della massa muscolare e della densità ossea, affaticamento, depressione, anemia, perdita del desiderio sessuale e disfunzione erettile.

L'obesità, il diabete e in generale uno stato di fragilità sono tra le cause più comuni del calo di testosterone; e questo indipendentemente dall'età anagrafica. Ecco perché i medici spingono gli uomini che soffrono di queste condizioni e presentano anche un calo di testosterone a risolvere i problemi a monte, per esempio con una dieta combinata a esercizio fisico regolare, invece di ricorrere alla terapia ormonale sostitutiva.

L'utilizzo di testosterone come terapia antinvecchiamento è una moda che sta prendendo sempre più piede ma su cui la scienza ha ancora fortissimi dubbi.

L'impiego del testosterone per il ringiovanimento maschile è nato da un esperimento sbagliato. Il fisiologo Charles-Édouard Brown-Séquard aveva 72 anni e forse sentiva che il peso degli anni gli stava togliendo vigore quando, nel 1889, preparò un estratto di testicoli di cani e porcellini d'india e se lo iniettò. Descrisse poi a tutti gli amici e alla comunità medica internazionale gli enormi benefici che ne aveva tratto. Si sentiva giovane, forte, rinato. Questo esperimento ha dato il via a una visione dell'invecchiamento maschile testosterone-centrica e ha spinto la medicina verso l'uso dell'ormone come elisir di giovinezza. Nel 2002, un gruppo di ricercatori australiani ha ricreato la stessa identica preparazione che Brown-Séquard si era autosomministrato e ha misurato in essa il livello di testosterone, dimostrando che ce n'era così poco che i favolosi benefici riscontrati dal medico non potevano che essere la conseguenza del ben noto effetto placebo (quei miglioramenti che il soggetto ottiene solo perché convinto dell'efficacia del trattamento, anche se non lo riceve affatto, e che spiegano, per esempio, buona parte dei risultati derivanti dalle cure alternative, come omeopatia o agopuntura).

Oggi, la comunità medica è a favore dell'uso di testosterone solo in soggetti in cui sia presente un ipogonadismo clinicamente diagnosticato. E spiegando bene al paziente che la terapia non è affatto esente da rischi, che vanno dall'acne alla ginecomastia (ingrossamento del tessuto mammario), dall'apnea notturna all'ipertensione, dalle patologie prostatiche ai problemi cardiovascolari.

Non dobbiamo dimenticare che il testosterone esogeno stimola la produzione di cortisolo, l'ormone dello stress, che causa, tra le altre cose, aumento del glucosio nel sangue e predispone così al diabete di tipo 2. Infine, gli studi clinici hanno dimostrato l'assenza di efficacia del testosterone nel ridurre l'invecchiamento e migliorare i parametri funzionali.

11.5. Proteggere le ossa e i muscoli

L'invecchiamento fisiologico di uomini e donne è dunque caratterizzato da variazioni ormonali differenti che si riflettono a loro volta su tutti i tessuti, gli organi e gli apparati del corpo. A ciò si aggiunge che spesso maschi e femmine partono da due condizioni diverse sin dall'inizio, come nel caso del sistema muscolo-scheletrico.

Gli uomini hanno maggiore massa ossea e muscolare rispetto alle donne. È un dato di fatto incontrovertibile che naturalmente si riferisce a una media di soggetti e non alle singole eccezioni (se confrontassimo lo scheletro e i muscoli di Woody Allen e Serena Williams arriveremmo a conclusioni opposte, ma nella scienza si parla sempre dei grandi numeri e non dei singoli casi). Al contrario, il corpo femminile ha una quantità superiore di massa grassa, che, nelle donne normopeso, dovrebbe variare tra il 21% e il 36%, anche in base all'età, mentre negli uomini normopeso si dovrebbe attestare su valori che variano tra l'8 e il 25%.

Uno scheletro costituito da ossa più forti fa sì che gli uomini siano meno soggetti delle donne a sviluppare osteoporosi. Gli estrogeni hanno un'azione protettiva sulle ossa, sia negli uomini sia nelle donne, e il loro rapido calo che si verifica con la menopausa mette a dura prova le ossa femminili. Infatti, come già accennato in precedenza, l'80% dei pazienti affetti da osteoporosi è di sesso femminile. Non tutto dipende però dai livelli ormonali, e sull'osteoporosi agiscono molte altre cause di natura biologica, come la presenza di malattie con maggiore incidenza in uno dei due sessi, o comportamentali. L'osteoporosi è infatti frequentemente associata alla mancanza di un'attività fisica adeguata, un problema che nel mondo interessa maggiormente le donne. Le forze meccaniche generate dall'esercizio fisico sono essenziali per l'omeostasi ossea e la perdita di questi stimoli può indebolire la struttura ossea in modo notevole, amplificando l'osteoporosi ed esponendo i soggetti a rischio di fratture.

L'attività fisica è importante anche per prevenire la perdita di forza e massa muscolare che si verificano inevitabilmente con l'invecchiamento, in entrambi i sessi. Uomini e donne tra i 70 e gli 80 anni e in buona salute mostrano una riduzione della forza tra il 20-40% rispetto a persone più giovani. E nei soggetti ancora più anziani la riduzione è maggiore. Questa perdita di forza è in larga parte dovuta alla perdita di muscolo che inizia già intorno ai 40 anni e procede poi velocemente (a 80 anni c'è in media un 40% di muscolo in meno rispetto ai 20). Nonostante gli uomini abbiano una massa muscolare maggiore delle donne a tutte le età, in loro la perdita di muscolo, o sarcopenia, è più accentuata rispetto alle donne. La ragione di questa maggiore perdita di massa muscolare negli uomini non è del tutto chiara e diverse vie di segnali ormonali sono state chiamate in causa, incluso il testosterone. Tuttavia, vista la maggiore longevità delle donne, la sarcopenia femminile, specie se associata a osteoporosi, è un problema di salute pubblica di enorme rilevanza.

11.6. *L'età della mente: un orizzonte da esplorare*

Sia l'Alzheimer sia il Parkinson sono patologie neurodegenerative il cui rischio è direttamente legato all'età avanzata, caratterizzate dalla progressiva alterazione funzionale e morte dei neuroni. Questi danni, a seconda della zona del cervello interessata e della specifica perdita di cellule, sono responsabili dei sintomi tipici delle due malattie.

Nell'Alzheimer i sintomi riguardano la perdita della memoria – soprattutto quella recente, perché il cervello non riesce a creare nuovi ricordi – e i disturbi del linguaggio o della personalità – mancano le parole o si usano in modo scorretto; cambiano gli schemi mentali abituali; si può sviluppare ansia o depressione o difficoltà nell'orientarsi e quindi nello svolgere compiti abitudinari, come guidare o percorrere un tragitto conosciuto. Alcuni soggetti iniziano a soffrire di insonnia e possono persino invertire il giorno con la notte. Nei casi più gravi, i pazienti sviluppano vere e proprie psicosi con allucinazioni. Man mano che la malattia avanza, la degenerazione del cervello diventa così grave che i pazienti non riconoscono più la propria casa, i familiari e manifestano paura, ostilità, e uno stato confusionale grave e costante. Alla fine, anche quella parte del cervello che serve alle funzioni vitali viene danneggiata e il paziente muore.

La malattia di Alzheimer è la più comune forma di demenza: si stima che colpisca il 3% delle persone tra i 65 e i 74 anni, il 17% tra i 75 e gli 84 e ben il 32% delle persone con più di 85 anni.

Le cause della malattia sono complesse, conosciute solo in parte e vanno ben oltre gli obiettivi di questo libro. Tuttavia, qui possiamo ricordare che si caratterizza per l'accumulo di frammenti della proteina beta-amiloide – che forma delle placche nel cervello ma al di fuori dei neuroni – e l'accumulo di un'altra proteina, la proteina tau, all'interno dei neuroni, a formare dei grovigli neurofibrillari. Inoltre, queste anomalie sono accompagnate da una crescente infiammazione, che sembra avere un ruolo fondamentale nella progressione della malattia.

Perché in alcune persone si generano tali alterazioni? Questa è ovviamente la grande domanda che da sempre gli scienziati si pongono ma, come per tutte le patologie, le cause che concorrono sono diverse. Esistono delle mutazioni che predispongono allo sviluppo della malattia, e infatti ad oggi i maggiori fattori di rischio sono l'età avanzata, la genetica e la familiarità. Ma anche il genere: negli Usa le donne rappresentano il 64% dei malati di Alzheimer e tra le persone ultrasettantenni, l'11% degli uomini ha la malattia contro il 16% delle donne. Nonostante parte di questa differenza dipenda dalla maggiore longevità delle donne, il quadro sembra essere più complesso e merita un maggiore approfondimento. Per esempio, sempre più studi evidenziano il ruolo della menopausa e del repentino calo degli estrogeni nello sviluppo della demenza. Donne che hanno subìto una rimozione delle ovaie prima della menopausa hanno infatti un maggiore rischio di deficit cognitivo e demenza rispetto alle coetanee, e il rischio è ridotto se le giovani donne a cui sono state rimosse le ovaie vengono tenute in terapia ormonale sostitutiva. L'uso della terapia ormonale sostitutiva per prevenire la demenza in donne che sono andate in menopausa in modo naturale non è invece sostenuto da dati. Se l'effetto degli estrogeni sembra essere protettivo (anche se non in tutti gli studi), la terapia combinata si conferma un fattore di rischio anche nel caso dell'Alzheimer.

Un altro fattore che potrebbe giocare a sfavore delle donne è il sistema immunitario e l'ipotesi neuroinfiammatoria si sta facendo sempre più largo come meccanismo patogenetico della malattia. In particolare, le cellule della microglia, che si occupano della difesa immunitaria del cervello, sembrano funzionare in maniera diversa nei topi maschi e femmine, risultato che non sorprende considerando le ben note differenze sesso-specifiche delle risposte immunitarie.

Infine, un ruolo potrebbe avere anche la condizione di inferiorità culturale e socioeconomica che le donne vivono nel mondo. Basterebbe qui ricordare che tra i fattori di rischio della demenza c'è un minore numero di anni dedicati all'istruzione per capire come anche la discriminazione che le donne subiscono da secoli possa impattare direttamente sulla loro salute e quindi sul benessere della società intera.

Al contrario dell'Alzheimer, la malattia di Parkinson colpisce prevalentemente gli uomini. Si tratta anche in questo caso di una patologia degenerativa del cervello ma che colpisce quei neuroni deputati al controllo dei movimenti del nostro corpo. Ecco perché il tremore è il primo dei sintomi a essere notato, insieme all'irrigidimento dei muscoli e alla perdita di coordinamento dei movimenti. I pazienti fanno fatica a svolgere azioni quotidiane con le mani, come abbottonarsi una camicia o allacciare le scarpe, e hanno problemi nei movimenti complessi del corpo, come camminare, girarsi nel letto o uscire dall'automobile. Anche i movimenti del viso risentono del danno neuronale e i pazienti cambiano espressione, non riescono a sorridere o hanno difficoltà a deglutire o parlare.

L'età è anche qui il fattore di rischio più importante perché raramente il Parkinson si manifesta prima dei 50 anni (anche se può accadere, come dimostra la storia dell'attore Michael J. Fox, che ha iniziato a sviluppare i sintomi all'età di 29 anni) e invece è piuttosto frequente (una persona ogni dieci) dopo gli 80. Anche in questo caso nel cervello si accumula una proteina, l'alfa-sinucleina, che forma nelle cellule nervose degli ammassi, detti corpi di Lewy. I corpi di Lewy non sono esclusivi del Parkinson perché si accumulano anche in altre patologie, tra cui appunto la demenza da Corpi di Lewy (LBD, dall'inglese *Lewy Body Dementia*), ma in sedi del cervello differenti e quindi con risultati diversi per la sintomatologia del paziente. Anche nella malattia di Alzheimer possono esserci i depositi e questa è forse la ragione per cui alcuni pazienti affetti da Parkinson presentano sintomi tipici dell'Alzheimer, e viceversa.

Le ragioni per cui gli uomini risultano i più colpiti non sono chiare. Da un punto di vista genetico, non sono state identificate differenze che possano spiegare un maggiore rischio della malattia in uomini e donne. Il Parkinson è stato spesso associato all'esposizione a sostanze tossiche, tra cui pesticidi e solventi, e si è pensato che fosse proprio la maggiore esposizione a tali sostanze, per ragioni lavorative, a spiegare la differenza tra uomini e donne. Ma resta un'ipotesi non supportata dai risultati ottenuti grazie ai modelli animali. Inoltre, più si studia più si comprende che la patologia è estremamente complessa e che l'infiammazione, il microbiota e la disfunzione mitocondriale giocano ruoli chiave nello sviluppo della malattia. Quello che invece sembra chiaro è l'effetto protettivo degli estrogeni sui neuroni e sull'infiammazione, e la combinazione di queste azioni potrebbe spiegare la differenza tra uomini e donne nei confronti della comparsa e progressione della malattia. Nonostante il Parkinson mostri una maggiore incidenza nella popolazione maschile, le donne spesso vivono la malattia in maniera più complicata. Ciò dipende da due fattori: una minore efficienza nella diagnosi della malattia, al punto che alcuni ricercatori sostengono che la differenza riportata dagli studi sia molto inferiore se si passa dagli studi clinici alla medicina di comunità; e una maggiore tossicità dei farmaci nelle donne, dovuta al fatto che negli studi clinici le donne non erano affatto incluse (come abbiamo visto, fino al 1993) o sono, ancora oggi, poco rappresentate.

12.
La ricerca della longevità

And may your song always be sung
May you stay forever young
Forever young, forever young

Bob Dylan

12.1. Una scocciatura

La morte è una scocciatura. Me l'ha detto una volta Piero Angela. Per le persone che hanno vissuto nella razionalità della scienza, la morte non trova consolazione nella fede in un aldilà, nell'idea che dopo ci sia ancora qualcosa da vivere e scoprire. E lascia quindi la nostalgia per tutto quello di cui non si potrà essere testimoni. Quando penso alla mia morte, se la immagino lontana e naturale, con i figli grandi e felici, il primo pensiero è proprio per tutto quello che accadrà e che io mi perderò: conquisteremo lo spazio? Cureremo il cancro? Riusciremo a trovare una soluzione al cambiamento climatico? Smetteremo di mangiare carne? Come ci sposteremo? Che energia useremo? Faremo scoperte sensazionali che cambieranno ancora la concezione di umanità? E allora mi consolo pensando che forse, tra qualche anno, si potrà davvero "riversare" la mente in un computer, come nel film *Transcendence*, ma senza la parte orwelliana e catastrofista, salvando solo gli aspetti che io ritengo positivi: continuare a conoscere, avere accesso alla conoscenza di ieri, oggi e domani. Ma poi ovviamente torno con i piedi per terra e giungo alla stessa conclusione a cui era giunto Piero. Quella volta mi disse anche: "Credo che la morte sia dolce per chi ha vissuto bene". Intendeva che chi ha vissuto una vita piena e arriva alla vecchiaia senza rimpianti, sapendo di aver dato il proprio contributo, di aver speso bene i propri talenti, troverà magari la morte una scocciatura, ma la accetterà come la conclusione di un viaggio meraviglioso.

Non tutti, però, arrivano alla stessa conclusione. Su uno dei profili social del mio collega e amico Fabrizio D'Adda di Fagagna è riportata una famosa frase di Woody Allen: "*I don't want to achieve immortality through my work; I want to achieve immortality through not dying*" (non mi interessa diventare immortale grazie al mio lavoro; voglio diventare immortale evitando la morte). E ho sempre trovato estremamente ironico che Fabrizio usasse questa frase perché lui, che è già immortale per le sue importanti scoperte, lavora proprio sulla longevità.

La ricerca sulla longevità non punta ancora all'immortalità ma a rallentare l'invecchiamento e permettere a sempre più persone di raggiungere in salute quei 120 anni che, oggi, segnano il limite della durata della vita umana.

Nel 1900, negli Usa la mortalità infantile era del 10-30% per il primo anno di vita del bambino, a seconda dell'area del paese, e quasi il 10% delle donne moriva per le complicazioni del parto. L'uso di acqua potabile, la pastorizzazione del latte, la disinfezione di mani e strumenti medici, i vaccini e i cambiamenti socioeconomici e culturali (aumento degli anni dedicati all'educazione scolastica) hanno portato a un primo importante salto nella durata di vita media. Successivamente, l'uso degli antibiotici, i nuovi vaccini, le trasfusioni di sangue controllate e tutte le altre fondamentali scoperte scientifiche e mediche hanno permesso di allungare ulteriormente la durata di vita media, agendo sulla mortalità sia infantile sia degli adulti. Negli ultimi quarant'anni si sta assistendo a un aumento della durata della vita media causato da una ridotta mortalità nella popolazione geriatrica.

I centenari ci mostrano che per arrivare fino in fondo nel percorso bisogna riuscire a mantenersi sani il più a lungo possibile. Gli studi sulle persone che hanno superato i 100 anni di età mostrano che essi hanno una prevalenza bassa di cancro, malattie cardiovascolari, insulino-resistenza e diabete. Inoltre, la disabilità fisica e mentale è ritardata di almeno due decenni rispetto alla media della popolazione, come dimostrato dai dati su osteoporosi e demenza. I centenari raggiungono quindi i limiti della vita umana rallentando il processo di invecchiamento. Capire il segreto di questa abilità è ovviamente fondamentale per permettere a sempre più persone di invecchiare bene e vivere a lungo.

Poiché, come abbiamo visto nei capitoli precedenti, l'invecchiamento è un fenomeno complesso, per arrivare a questo risultato i ricercatori stanno seguendo vari approcci. Fabrizio, per esempio, punta sulla senescenza.

12.2. Obiettivo: combattere la senescenza

Molti studi hanno dimostrato che con l'età si ha un accumulo di cellule senescenti e che la senescenza cellulare contribuisce in modo sostanziale all'invecchiamento, anche se si tratta per lo più di studi svolti su modelli animali. E di conseguenza un grosso filone di ricerca sta cercando di sviluppare approcci terapeutici volti a eliminare le cellule senescenti o ridurne l'impatto sulla salute.

Gli approcci "senolitici" si basano sull'uso di farmaci o integratori che siano in grado di agire in maniera mirata sulle cellule senescenti ed eliminarle, inducendone la morte. Nei modelli animali, l'eliminazione di cellule senescenti con tali approcci ha mostrato benefici in termini di longevità e salute, senza particolari effetti collaterali. Diverse molecole sono in questo momento sotto esame, tutte caratterizzate dalla loro capacità di stimolare vie di segnale specifiche all'interno delle cellule senescenti e riuscire a spingerle verso la morte cellulare. Alcune di queste molecole sono attualmente in sperimentazione in studi clinici su soggetti affetti da Alzheimer, osteoartrite, Covid-19 o, in generale, per la terapia antinvecchiamento, come per esempio la quercetina (mentre scrivo, 107 studi clinici attivi secondo il sito www.clinicaltrial.org) e la fisetina (16 protocolli attivi).

Un altro approccio senolitico consiste nell'attivare il sistema immunitario affinché elimini le cellule senescenti. Come abbiamo visto in precedenza, una delle ragioni che portano all'accumulo di cellule senescenti nei tessuti degli anziani potrebbe infatti essere la minore efficacia da parte del sistema immunitario nel rimuoverle. Da un lato, quindi, aumenta la velocità con cui le cellule senescenti si formano, dall'altro diminuisce l'efficienza del sistema deputato alla loro rimozione: il risultato è la perdita di equilibrio che porta all'accumulo di cellule che attivano l'infiammazione. In questo senso, grande interesse ha suscitato uno studio che ha mostrato la fattibilità nei modelli animali di utilizzare la tecnologia CAR-T per eliminare le cellule senescenti.

CAR-T sta per "Chimeric antigen receptor (CAR) – T cell" cioè linfociti T (cellule del sistema immunitario che possono riconoscere altre cellule, come quelle infettate da virus o le cellule tumorali) che portano sulla loro membrana dei recettori creati in laboratorio (mettendo insieme pezzetti di proteine diverse, da cui il termine "chimerici", dalla chimera della mitologia greca) al fine di riconoscere cellule specifiche. Si tratta di un raffinato e complesso lavoro di ingegneria genetica e biologia cellulare che porta alla creazione di un linfocita in grado di riconoscere quello che scegliamo noi. Le cellule CAR-T, già utilizzate in oncologia, sono state create inizialmente per riconoscere le cellule tumorali e indurne la distruzione. I linfociti vengono prelevati dal paziente, modificati geneticamente per inserire il CAR sulla loro superficie, e infusi (ovvero rimessi in circolo) nuovamente nel paziente. Nel 2017, il loro primo utilizzo nell'uomo è stato approvato per la cura di alcuni tipi di linfomi e per la leucemia linfoblastica acuta. Oggi gli scienziati stanno studiando nuove funzioni per questo potentissimo strumento: dalla fibrosi cardiaca alle malattie infettive, fino all'invecchiamento, mediante un CAR in grado di identificare le cellule senescenti.

In generale, però, gli approcci senolitici soffrono di una carenza di studi clinici controllati e randomizzati e i risultati ottenuti finora non sono sufficienti per trarre delle conclusioni circa la loro efficacia e sicurezza a lungo termine. D'altra parte, l'aspetto positivo di questo tipo di strategia è che il trattamento senolitico non dovrebbe richiedere una somministrazione continua del farmaco, bensì interventi una tantum, che quindi hanno una minore tossicità rispetto al trattamento cronico che sarebbe invece richiesto per i "senomorfi", cioè trattamenti che non eliminano le cellule senescenti ma ne riducono l'attività, limitando gli effetti negativi sulla salute.

Come abbiamo discusso, le cellule senescenti sono molto attive metabolicamente e rilasciano mediatori che stimolano l'infiammazione. Le terapie senomorfiche mirano quindi a ridurre il rilascio di queste molecole e a diminuire l'infiammazione indotta dalla senescenza. Del resto, sulla riduzione dell'infiammazione e, in particolare, dell'*inflammaging*, puntano molte altre linee di ricerca.

12.3. Obiettivo: combattere l'infiammazione

Diversi dati indicano la presenza di una correlazione tra alti livelli di citochine infiammatorie nel sangue e l'invecchiamento disfunzionale, accompagnato da malattie e fragilità. E infatti molti approcci convergono sulla riduzione dell'infiammazione come terapia *anti-aging*. Oltre alla strategia senomorfica, che di fatto agisce su vie di segnale che regolano la produzione di citochine proinfiammatorie, anche gli approcci basati sulla dieta per la riduzione del tessuto adiposo e per combattere la disbiosi intestinale hanno come ultimo obiettivo la regolarizzazione del sistema immunitario. Anche la restrizione calorica, che in diversi modelli animali ha dimostrato la sua efficacia nel rallentare l'invecchiamento, agisce abbassando i livelli dei marcatori di infiammazione. E, se la restrizione calorica è moderata, negli esseri umani riesce a migliorare i parametri funzionali, ridurre l'infiammazione e mantenere invece attiva la funzione protettiva del sistema immunitario, cosa che non è scontata con protocolli di restrizione calorica severa.

Qualche tempo fa una mia amica, alla quale ho parlato a lungo del libro che ho scritto insieme al nutrizionista Daniele Nucci sull'importanza dell'alimentazione per combattere l'infiammazione, mi ha mandato un messaggio che diceva: "La scienza ha dimostrato che fare merenda con un pompelmo invece di un gelato può farti perdere il 90% della tua gioia di vivere". Ed effettivamente la restrizione calorica non potrà essere la strada per ottenere la longevità o l'invecchiamento sano per tutti. Mantenere nel tempo un regime alimentare in restrizione calorica è difficile e alcuni ricercatori si sono quindi messi a cercare una via alternativa, o una scorciatoia.

I mimetici della restrizione calorica (CRM) sono appunto studiati per chi piuttosto che mangiare poco preferirà prendere una pillola in più. Tali composti hanno l'obiettivo di attivare l'autofagia, quel meccanismo di autodigestione che le cellule usano per liberarsi di mitocondri vecchi o proteine danneggiate che si accumulano e causano infiammazione e malattie. Tra questi ci sono l'aspirina, il resveratrolo (presente nelle fave di cacao e nell'uva, ma in concentrazioni troppo basse per poter avere l'effetto CRM; e attenzione: anche gli integratori hanno concentrazioni troppo basse per ottenere gli effetti che i ricercatori stanno cercando) o la spermidina (presente in diversi cibi, tra cui il germe di grano, broccoli, soia). Tuttavia, i dati sono ancora scarsi e molto preliminari, e per il momento nessuna molecola riesce a eguagliare la restrizione calorica che chiaramente agisce non solo sull'autofagia ma anche sugli aspetti metabolici.

A tal proposito, è bene ricordare che una via di mezzo esiste ed è il digiuno intermittente, che agisce sull'autofagia, sul metabolismo e sull'infiammazione, come abbiamo visto. Pur essendo di moda e basato su premesse scientificamente molto valide, il digiuno intermittente è ancora oggetto di studio da parte della comunità scientifica. La difficoltà di ottenere risultati solidi e riproducibili sta prima di tutto nel fatto che bisognerebbe mettersi d'accordo non solo su quale sia lo schema preciso di questa alimentazione (lo si fa tutti i giorni? Bastano 3, 4 o 5 giorni alla settimana? Saltare la cena equivale a saltare la colazione? E per quanto tempo va seguito per avere dei risultati? È meglio optare per 16 ore di digiuno consecutive ogni giorno della settimana, o 24 ore consecutive per soli 2 giorni alla settimana? Cosa non si dovrebbe comunque mangiare e bere? e così via) ma anche su quali siano gli obiettivi. Uno studio recente ha mostrato che due giorni a settimana di digiuno intermittente (16:8, cioè con 16 ore di digiuno al giorno) non sono sufficienti a modificare i parametri biochimici dei soggetti analizzati. Al contrario, con più giorni di digiuno altri studi hanno ottenuto buoni risultati in termini di regolazione della glicemia, della pressione sanguigna, del battito cardiaco o, ancora, in termini di perdita di grasso viscerale, riduzione dell'infiammazione, equilibrio del microbiota intestinale.

12.4. Obiettivo: investire nella ricerca, quella libera

Negli ultimi anni abbiamo tutti sentito parlare di medicina rigenerativa come di quell'approccio in grado di riparare ai danni che il nostro corpo può subire per svariate ragioni, tra cui il passare del tempo. La medicina rigenerativa è quel ramo della scienza biomedica che sviluppa approcci per rigenerare, riparare o sostituire cellule, organi o tessuti danneggiati o malati. Essa include lo sviluppo e l'uso di staminali (cellule indifferenziate in grado di dividersi e differenziarsi in cellule di vario tipo), l'ingegneria tissutale (la creazione di tessuti umani in laboratorio per sostituire tessuti malati o danneggiati) e la produzione di organi artificiali. La medicina rigenerativa ha delle enormi potenzialità ed è già stata utilizzata da eccellenti ricercatori per curare patologie importanti. Qui vorrei solo ricordare l'incredibile lavoro svolto dal team coordinato da Michele De Luca che nel 2017 pubblicò i risultati del suo lavoro emozionando e ispirando l'intera comunità scientifica. Nello studio si mostrava la rigenerazione della pelle – tutta la pelle! – di un bambino affetto da una forma grave di una malattia genetica terribile, l'epidermolisi bollosa, nota anche come sindrome dei bambini a farfalla. La pelle di questi bambini forma delle bolle e si stacca e la maggior parte dei pazienti non supera l'infanzia. Nello studio, grazie a un approccio di terapia genica e cellulare, gli scienziati mostrarono di poter guarire il bambino donandogli una nuova pelle.

La medicina rigenerativa è quindi un filone della ricerca biomedica importante e promettente ma anche ricco di insidie. Esistono cliniche private che vendono, in nome della medicina rigenerativa, cure miracolose contro Alzheimer, cancro, invecchiamento e molto altro ancora. E tutto senza il minimo fondamento scientifico. La maggior parte di queste cliniche offre terapie con "cellule staminali" che una volta infuse dovrebbero risvegliare il nostro corpo, ringiovanire i mitocondri o persino migliorare le nostre prestazioni sessuali. Tutte queste sono truffe, operate da medici senza scrupoli che non seguono le regole della scienza. E affidare il proprio corpo nelle mani di persone così è davvero l'ultima cosa che dovremmo fare. Naturalmente, la colpa non è solo delle persone che si affidano a questi venditori di sogni ma delle agenzie regolatorie e dei governi, che non vigilano a sufficienza e autorizzano terapie inefficaci. In Italia, ricordiamo su tutti il caso Stamina: la terapia venne autorizzata direttamente dal governo, senza dati scientifici solidi e senza l'autorizzazione delle agenzie di controllo. Ma era una truffa, orchestrata da un pubblicitario che non aveva alcuna competenza in biologia o medicina.

Ad oggi, quindi, non esiste una terapia genica o cellulare in grado di ringiovanirci o bloccare il tempo. Ma ciò non significa che non possa arrivare se daremo alla scienza tempo, fondi e fiducia. E non c'è settore su cui si stia investendo di più di quello della longevità. I grandi nomi della tecnologia e della finanza, da Jeff Bezos di Amazon a Peter Thiel di PayPal e Palantir, hanno deciso di stanziare grandi capitali nella ricerca del Sacro Graal: la scoperta che ci renderà immortali. La Altos Labs, fondata e cofinanziata da Bezos, punta al ringiovanimento dei nostri corpi attraverso la salute delle cellule, tramite una tecnologia che dovrebbe tentare di riprogrammarle. Il progetto di Thiel, la Methuselah Foundation, punta a trasformare "i 90 nei nuovi 50" entro il 2030. L'approccio è quello della medicina rigenerativa, personalizzata e della bioingegneria.

Anche Google ha investito nella ricerca sull'invecchiamento, lanciando Calico (abbreviazione di California Life Company), che ha invece un approccio più classico, accademico, puntando a mettere insieme la ricerca di base con quella dedicata alle malattie tipiche della terza età.

Sono tanti i miliardi che girano intorno alla ricerca dell'immortalità; troppi quando si pensa a tutte le devastanti malattie rare per le quali non ci sono cure perché nessuno ha interesse a mobilitare denaro in quel settore. E, anche quando grazie all'ingegno dei ricercatori le cure si trovano, accade che nessuna azienda sia disposta a sostenere i costi di produzione, perché i pazienti sono pochi e i ricavi non così attrattivi. Del resto, dal punto di vista degli investitori, è ovvio che ci sia una vera e propria gara ad accaparrarsi una potenziale "cura" contro l'invecchiamento: la popolazione mondiale invecchia sempre di più e il mercato per una scoperta del genere sarebbe immenso.

13.
La longevità sostenibile

Don't it always seem to go
That you don't know what you got 'til it's gone?

Joni Mitchell

13.1. Non è un paese per vecchi

Il mondo invecchia. Nel 2018, per la prima volta nella storia dell'umanità, il numero di esseri umani con più di 65 anni ha superato quello dei bambini con meno di 5 anni. L'impatto di questo cambiamento si fa e si farà sempre più sentire su molti fronti, in primis sul Sistema sanitario.

I ricercatori si domandano quale sarà l'effetto della crescente longevità della popolazione sui sistemi sanitari e, di conseguenza, sull'economia dei paesi. Il rapporto sempre crescente fra numero di pensionati e di lavoratori non potrà che causare, da una parte, un aumento della spesa per il programma pensionistico e, dall'altra, una riduzione delle entrate legate alla tassazione del lavoro. Il bilancio fra entrate fiscali e spesa pubblica è quindi destinato a cambiare. E tutto questo senza considerare la spesa sanitaria.

Secondo alcuni ricercatori, la longevità causa un aumento del numero di persone che hanno bisogno di farmaci, visite mediche, terapie e ricoveri ospedalieri: la longevità, in base a questa visione, comporta quindi un incremento della pressione e della spesa sanitaria. L'invecchiamento della popolazione – di una popolazione che vive di più ma che spende gli ultimi venti-trent'anni di vita in malattia – ha come conseguenza l'aumento di pazienti che soffrono di patologie croniche e che per questa ragione sono fragili. Accade dunque che, grazie alla medicina moderna e alla disponibilità di farmaci, sempre più persone anziane riescano a convivere con patologie invalidanti, ma al prezzo di una forte crescita della richiesta di assistenza medica. Non sorprende dunque il fatto che la sanità pubblica sia in difficoltà in molti paesi, incluso il nostro.

In Italia, la crisi innescata dal Covid-19 ha lasciato strascichi pesanti sui sistemi sanitari pubblici: un numero costantemente alto di ricoveri nei reparti di malattie infettive; ritardi nella gestione di tutti gli altri pazienti, con tempi di attesa lunghi e spesso inaccettabili per prevenzione, terapie e interventi; e, soprattutto, la crescente difficoltà nel reclutamento del personale ospedaliero, messo a dura prova dalla pandemia e dalle difficili condizioni di lavoro. Ma a questi problemi si aggiunge quello di una sanità che non riesce a stare al passo con le nuove esigenze della popolazione.

L'Italia è il quinto paese al mondo per aspettativa di vita, con una media di quasi 82 anni per gli uomini e 86 per le donne. Questa buona notizia, quando inserita in un quadro più generale, diventa però preoccupante per la sostenibilità del Sistema sanitario nazionale. La longevità degli italiani, anche a causa del forte calo di natalità, si riflette in un invecchiamento generalizzato della popolazione: l'età media degli italiani è infatti di quasi 48 anni, contro i 42 della Francia o i 41 della Norvegia. E, come abbiamo discusso, una popolazione anziana ha purtroppo maggiore bisogno di medici e terapie rispetto a una più giovane. Oltre la metà dei nostri anziani soffre di almeno tre patologie croniche, che richiedono cure mediche continue. Mentre l'invecchiamento rende la popolazione italiana sempre più fragile e bisognosa di una sanità efficiente, il quinto paese al mondo per aspettativa di vita si colloca solo al ventesimo posto nella classifica della spesa sanitaria pro capite (per fare un confronto, la vicinissima Svizzera è al terzo posto in entrambe le classifiche). In altri termini, la richiesta sempre crescente di prestazioni sanitarie non si accompagna a un adeguato investimento in termini economici.

L'impatto della longevità (in malattia) sulla sanità pubblica non riguarda solo un aspetto quantitativo: non ne serve "solo" di più, ma serve anche una medicina diversa, specifica per le esigenze di una popolazione vecchia e malata. È stato suggerito che, invece, le politiche sanitarie siano disegnate per gli "anziani più giovani" e non per gli ultraottantenni, coloro che hanno invece i maggiori bisogni.

La medicina generale dovrebbe rappresentare la prima linea di cura per tutti i cittadini ed è particolarmente importante per quelli fragili, bisognosi di assistenza continua. Ma i medici di famiglia sono pochi, in alcune aree del paese pochissimi, e per di più disponibili per gli assistiti solo per alcune ore alla settimana; il risultato è che troppo spesso i cittadini vengono lasciati soli di fronte alla malattia. E, allora, chi può permetterselo si affida alla sanità privata mentre chi non può è costretto a rivolgersi alla medicina d'urgenza, anche per condizioni che non lo richiederebbero. E, se già oggi la situazione ci appare critica, cosa accadrà nei prossimi anni, quando non riusciremo a rimpiazzare i tanti medici che andranno in pensione? Nonostante molti studenti si iscrivano ogni anno ai corsi di laurea in Medicina, sono infatti sempre meno gli specialisti che scelgono la sanità pubblica, e soprattutto alcuni suoi determinati settori, come la medicina generale e quella d'urgenza. È dunque necessario avere il coraggio e la capacità di ripensare all'organizzazione della medicina territoriale, di creare percorsi di assistenza domiciliare, di proporre una sanità in grado di fornire risposte adeguate a una popolazione che, dalla nascita del Ssn, è cambiata dal punto di vista sociale, demografico e sanitario.

L'impatto della longevità sulla sanità potrebbe essere molto diverso, molto meno drammatico di quanto appena descritto. Esiste infatti una visione più ottimista, secondo la quale, grazie a stili di vita e ambienti sempre più salutari, la popolazione potrebbe crescere in longevità senza mettere sotto pressione il Sistema sanitario. Secondo questa teoria, gli anni di malattia si andrebbero a compattare nell'ultima fase della vita, pesando quindi relativamente poco sui sistemi sanitari. Sebbene questo sia l'obiettivo da raggiungere, in realtà è difficile sostenere che rappresenti lo scenario attuale. Perché lo diventi, bisogna impegnarsi: riducendo l'inquinamento delle città, magari migliorando i trasporti pubblici, e considerando le esigenze degli anziani; incoraggiando una cultura dello sport o comunque di una vita attiva e sana; promuovendo un'alimentazione bilanciata, anche a costo di ridurre il fatturato di qualche azienda; facilitando e rendendo disponibili a tutti i percorsi di prevenzione.

Diversi studi hanno dimostrato la validità degli approcci di prevenzione primaria nel mantenimento di un buono stato di salute, anche nella terza età. Di particolare importanza sono gli interventi atti a prevenire le malattie cardiocircolatorie, non solo perché rappresentano la prima causa di morte in Europa ma anche perché sono più frequenti con l'aumentare dell'età e, quando non fatali, sono una importante causa di disabilità a lungo termine. Da questo punto di vista, la prevenzione dell'ipertensione e dell'obesità attraverso gli stili di vita rappresenta una sfida importante, che dovrà essere vinta per prolungare gli anni di vita senza malattia e per tenere sotto controllo la spesa sanitaria dei paesi.

D'altro canto, un migliore coordinamento nella gestione dei pazienti con più patologie dovrebbe portare non solo a contenere la spesa sanitaria ma anche a migliorare lo stato di salute degli anziani. Oggi gli anziani utilizzano anche dieci diversi farmaci ogni giorno, spesso senza tener conto delle pericolose interazioni che ne derivano. E, con le opportune valutazioni, molti di questi potrebbero essere ridotti o eliminati. In tal senso, è utile ricordare che l'Istituto Mario Negri ha creato un portale per medici, farmacisti e infermieri (https://intercheckweb.marionegri.it/) dove si possono analizzare i piani terapeutici dei pazienti, valutando le interazioni tra farmaci ed, eventualmente, riducendo i prodotti utilizzati.

13.2. Non è un mondo per donne

Da qualche anno in Corea del Sud si verifica un fenomeno noto come "*birth strike*" o, in italiano, sciopero delle nascite. Per tre anni di fila, il paese ha registrato il più basso tasso di fertilità nel mondo e nel 2020 il numero di morti ha superato quello dei nuovi nati. Si sapeva che quel momento di crisi sarebbe arrivato, ma è arrivato dieci anni prima del previsto. Secondo un sondaggio del 2022 riportato dal "New York Times", il 65% delle donne coreane non vuole avere figli,* al punto di evitare il matrimonio e di iniziare quello che è già stato definito "*marriage strike*" (sciopero delle nozze). Come conseguenza, gli asili vengono chiusi o destinati a diventare ricoveri per anziani; le scuole scompaiono e, a seguire, sono destinati a scomparire quartieri, paesi o persino città.

Se pensiamo che sia una situazione estrema che non potrebbe mai verificarsi da noi, sbagliamo. La popolazione italiana invecchia a un ritmo velocissimo, più veloce di ogni

* Mentre cercavo le fonti di questi dati, ho trovato uno studio, pubblicato nel 2022, che effettivamente mostra che il 65% delle donne coreane tra i 20 e i 30 anni dichiara di non considerare importante la maternità; tra i 30 e i 40 anni la percentuale si riduce però intorno al 30%.

altro paese occidentale. Anche da noi, da anni la natalità è in costante calo, per ragioni non molto diverse da quelle che stanno assottigliando la popolazione della Corea del Sud.

I giovani coreani hanno molti validi argomenti per sostenere la loro scelta di non avere figli: da una parte, gli stipendi non sono sufficienti per comprare una casa o mantenere una famiglia; dall'altra, ci sono orari di lavoro massacranti, dettati dalla necessità di fare straordinari e più mestieri per sopravvivere dignitosamente o dalla pressione che la società impone per l'affermazione personale e nella carriera. Ma a tutto questo le donne aggiungono altre considerazioni, che non facciamo fatica a comprendere. Una società maschilista, nella quale il potere e il successo sono in mano a chi non si occupa dei figli (perché hanno a casa una donna che lo fa anche per loro) e dove il peso della famiglia ricade tutto sulle madri, alla lunga non potrà che allontanare le donne dalla maternità. Così come un modello sociale ed economico basato sulla competitività estrema e la crescita perenne non potrà che mettere in secondo piano la famiglia.

I diritti delle donne, insieme alla tutela della loro salute, saranno sempre più cruciali nel mondo che invecchia.

Le donne, come abbiamo visto, vivono più degli uomini e prendersi cura della loro salute in maniera precisa e in tutte le fasi della loro vita è necessario per tentare di raggiungere quell'obiettivo che è la longevità libera da malattia. Purtroppo, però, la medicina genere-specifica, che tiene conto delle differenze esistenti nella fisiologia e nella patologia maschile e femminile, è ancora lontana dall'essere messa in pratica. Persino la prevenzione è ancora largamente basata sul corpo maschile. Pensiamo al test che viene utilizzato per la diagnosi precoce del tumore al colon: il sangue occulto nelle feci è un validissimo strumento ma è disegnato per identificare precocemente il tumore al colon degli uomini, che interessa di solito il colon discendente e si manifesta sin dagli stadi iniziali con la presenza di tracce di sangue nelle feci. Ma nelle donne spesso il tumore interessa una porzione diversa, il colon ascendente, e la presenza di sangue occulto nelle feci può non manifestarsi se non in stadi già avanzati della malattia.

Per una longevità sostenibile, sarà necessario ripensare al nostro approccio alla prevenzione e alla cura, mediante studi clinici disegnati per genere, per colmare quel gap culturale che ci vuole tutti identici di fronte alla malattia o all'invecchiamento.

13.3. Disuguaglianze

Il Sistema sanitario risente, da un lato, degli errori che compiamo con il nostro stile di vita, dall'altro è attraversato da enormi disuguaglianze. E, se è vero che non curiamo al meglio le donne, è purtroppo altrettanto vero che un'ampia fetta della popolazione mondiale non ha accesso alle cure a causa delle disparità sociali.

Diverse patologie, anche quelle tipicamente associate all'invecchiamento, sono legate a fattori socioeconomici. Le malattie cardiocircolatorie, le alterazioni metaboliche e l'obesità, per esempio, sono più frequenti nelle persone che vivono in condizioni socioeconomiche sfavorevoli. Una condizione caratterizzata da un basso livello di istruzione e da problemi economici e/o occupazionali rappresenta un fattore di rischio anche per la demenza in generale e per la malattia di Alzheimer in particolare.

Combattere le disparità significa dunque investire in salute e rendere più vicino l'obiettivo della longevità sostenibile. In altri termini, tutti i soldi spesi per aiutare le famiglie in difficoltà a vivere in un ambiente sereno, o per fare in modo che bambini e giovani possano studiare, fare sport e mangiare bene non sono altro che un investimento nella salute e nella longevità della popolazione. E, oltre al suo valore etico, la lotta alle disuguaglianze ha un grandissimo valore economico per chi è dotato di una visione d'insieme e lungimirante.

Le componenti che determinano l'invecchiamento sono chiaramente legate alla nostra biologia ma modulate dall'azione di quei fattori di rischio ai quali siamo esposti durante la nostra vita, come una dieta sbilanciata o l'isolamento sociale. È chiaro per tutti che esistono grandi differenze individuali nel modo in cui si invecchia, ma quello che forse non sappiamo è che la genetica ha un'influenza minore rispetto ai tanti fattori che condizionano il nostro stato di salute o di malattia. E, se alcuni di questi dipendono dalle nostre scelte (fumare, bere alcolici, essere sedentari), altri sono largamente connessi alle condizioni socioeconomiche in cui viviamo. In altri termini, la maniera in cui si affronta lo stato di salute negli ultimi venti o trent'anni di vita è spesso il risultato di tutte le differenze socioeconomiche che si sono accumulate e hanno agito sin dalla nascita. Gli svantaggi si accumulano nel tempo e creano sempre maggiore disparità. Il rapporto dell'Organizzazione mondiale di sanità sull'invecchiamento, pubblicato nel 2015, cita uno studio del Regno Unito in cui si dimostra che sia l'aspettativa di vita, sia gli anni in assenza di disabilità dipendono dai quartieri in cui si vive. L'analisi mostra che, nell'Inghilterra del 2010, chi risiedeva nei quartieri benestanti viveva, in media, sei anni in più rispetto a coloro che abitavano nelle zone povere. Ma ancora maggiore era la differenza in termini di aspettativa di vita in salute, in assenza di disabilità: ben tredici anni! Chi vive in zone povere non solo muore prima ma spende comunque più anni in malattia.

È quindi importante ricordare, soprattutto ai politici ma anche a tutti noi elettori, chiamati a votare un programma politico sulla base dei suoi contenuti, che le persone che avranno il maggior bisogno di cure saranno proprio quelle che hanno minori risorse economiche per affrontarle. E che l'unica strada possibile, a lungo termine, è quella che elimina le disparità, non quella che le acuisce.

13.4. Noi e il pianeta

Il cambiamento demografico che sta inesorabilmente interessando gran parte del pianeta è accompagnato da un altro preoccupante cambiamento: quello climatico. Mentre la popolazione mondiale invecchia e mentre in molti paesi, dal Giappone alla Corea del Sud, dall'Italia a Malta, il tasso di natalità decresce a ritmi che i politici e gli economisti ritengono preoccupanti, il cambiamento climatico causato dagli esseri umani mette a rischio la sopravvivenza di milioni di persone, attraverso il calo della produttività, le nuove possibili pandemie e i disastri meteorologici. E i due fenomeni sono connessi sotto svariati aspetti.

Il primo e forse più immediato punto di contatto tra longevità e ambiente sta nel fatto che tutti i ricercatori concordano nel ritenere le persone anziane come particolarmente vulnerabili di fronte ai problemi causati dal cambiamento climatico. Le condizioni climatiche estreme (come il caldo eccessivo), i disastri ambientali con tutte le loro conseguenze (allagamenti, frane), l'aumento del costo degli alimenti dovuto alla ridotta produttività o la comparsa di nuove malattie (dovute per esempio alle alterazioni degli habitat della fauna selvatica o degli animali-vettori) pesano maggiormente su quelle fasce di popolazione che sono più fragili e meno resilienti. E, causando nuova povertà, la crisi ambientale andrà ad aumentare la percentuale di futuri anziani malati e disabili, come discusso nel paragrafo precedente.

Il legame tra cambiamento climatico e demografico è però ancora più intricato e complesso. I ricercatori, per esempio, si stanno chiedendo se le persone anziane inquinino più o meno di quelle giovani. In altri termini: il fatto che il mondo stia invecchiando è un bene o un male per il pianeta? Non c'è una risposta semplice a questa domanda. Quando consideriamo che ogni cittadino giapponese è in media responsabile di una produzione di anidride carbonica dalle 50 alle 100 volte superiore a quella di una persona che vive in gran parte dei paesi africani, potremmo non condividere l'intenzione del primo ministro del Giappone di aumentare in maniera significativa il tasso di natalità nel suo paese. Alcuni ricercatori e analisti si spingono oltre, fino a ritenere che il calo di natalità possa essere un bene per il nostro pianeta: se cala la popolazione di paesi che hanno un forte impatto sull'ambiente, il cambiamento climatico potrà rallentare. Ma non nell'immediato e comunque a un prezzo da pagare davvero altissimo.

Ma c'è un altro aspetto che lega la longevità e l'ambiente, ed è probabilmente non solo l'unica buona notizia in tutta questa complessa storia ma anche la via da percorrere, la via dell'equilibrio per tutti noi e per il pianeta: lo stile di vita che ci aiuterebbe, a livello individuale, a invecchiare bene, mantenendoci sani il più a lungo possibile, aiuterebbe anche il pianeta a ritrovare armonia.

Il mondo in cui viviamo non è affatto in equilibrio. E non lo è neanche il nostro corpo. In entrambi i casi, noi in primis abbiamo grandi responsabilità, perché viviamo in modo in-sostenibile. In Europa, ogni cittadino spreca ogni anno tra i 173 e i 343 kg di alimenti. Secondo un rapporto del Parlamento europeo, nel 2021 l'Europa ha importato 138 milioni di tonnellate di prodotti agricoli e ne ha buttate via 153,5 milioni! Uno spreco insensato di risorse ambientali, di energia, di cibo che poteva essere destinato a chi, anche nella stessa Europa, non riesce a mangiare ogni giorno. A ciò si aggiunge il problema della malnutrizione dovuta a un eccesso di calorie ingerite dalla maggioranza della popolazione mondiale. Se, infatti, nel mondo il 10% degli esseri umani non ha da mangiare e soffre di denutrizione, circa il 13% è obeso e il 39% degli adulti è in sovrappeso. Il problema della malnutrizione legata a un'alimentazione eccessiva e squilibrata, troppo ricca di calorie, troppo sbilanciata verso i prodotti raffinati, carichi di zuccheri e grassi, o verso il consumo di prodotti di derivazione animale ha conseguenze serie sulla salute globale: nostra e dell'intero pianeta.

La sedentarietà, l'abitudine a utilizzare l'automobile per il minimo spostamento, paralizza di traffico le nostre città, rende l'aria irrespirabile per molti giorni all'anno (a Milano, nel 2022 si sono superati i livelli soglia di PM10 per 84 giorni, ben oltre il limite di 35 giorni stabilito dalla Commissione europea), causa problemi respiratori, cardiocircolatori, metabolici e nel tempo indebolisce i nostri muscoli e tutto il nostro corpo.

La spinta a vivere al di sopra delle nostre possibilità, a dover acquistare sempre più oggetti che in realtà non ci servono, a poter sciare a Dubai o viaggiare con l'aereo privato, ci spinge a distruggere il pianeta e l'equilibrio delle nostre vite, a sacrificare sonno, salute, serenità e benessere. Perché l'equilibrio del nostro corpo e quello del pianeta sono legati. Un corpo sostenibile è un corpo non infiammato. Un pianeta sostenibile è un pianeta non infiammato. Si tratta dello stesso incendio. Eppure, continuiamo a vivere al di sopra delle possibilità del nostro corpo e del nostro pianeta.

Perché accade questo? Perché ci lasciamo distrarre dal superfluo e non riusciamo a proteggere l'essenziale? Probabilmente per ragioni simili a quelle che ci portano fuori strada quando dobbiamo affrontare il tempo che passa. Siamo ossessionati dall'invecchiamento per le ragioni sbagliate, ci concentriamo esclusivamente sulle imperfezioni estetiche, su cambiamenti che sono invece innocui e normali, persino belli poiché portano in sé la traccia della vita che abbiamo vissuto. E, distratti da rughe e capelli bianchi, perdiamo di vista quello che invece conta davvero: invecchiare liberi da malattia. Siamo dunque pronti a spendere qualunque cifra per creme e prodotti miracolosi, persino a ricorrere alla medicina estetica, ma molto meno disposti a rallentare, a consumare meno, a prenderci del tempo per noi.

Nel rumore dei nostri giorni, tra chi ci urla di dover correre per il successo, di consumare a discapito della salute e dell'ambiente, di fingerci giovani ed eterni, l'unico modo per ritrovare silenzio, calma e autenticità sta forse nel fermarsi, riflettere, ricentrarsi. E cambiare. Senza paura di sembrare noiosi a chi non è pronto al cambiamento; senza lasciarsi intimidire da chi teme per il proprio effimero tornaconto. Diventare i protagonisti di una nuova storia: quella in cui gli esseri umani iniziano a prendersi cura di sé, del prossimo e del pianeta.

Epilogo

Qualche anno fa, passeggiando per le strade di Amsterdam, fui colpita dall'immagine di un gruppo di donne che si muovevano allegramente, quasi all'unisono, come uno sciame di api che danza. Ciò che però attirò la mia attenzione non fu il loro movimento quanto l'abbigliamento, che creava una macchia di colore in mezzo al grigio dell'asfalto e della nebbia: erano tutte vestite di viola e indossavano grandi cappelli rossi. Lì per lì sorrisi, mi chiesi il motivo di quel bizzarro abbigliamento e proseguii la mia breve vacanza, dimenticando le signore in viola. Ma qualche mese dopo l'immagine tornò improvvisamente alla memoria, e allora cercai una risposta alla mia curiosità sul web.

La "Red Hat Society" (Associazione Cappello Rosso) è un'organizzazione internazionale inizialmente dedicata a donne over 50 (ora aperta a tutte) con lo scopo di stimolare o favorire divertimento, amicizia, viaggi, salute e molto altro ancora. Ho anche scoperto che il nome dell'associazione, così come la scelta dei colori dell'abbigliamento, si ispira alla poesia *Warning* di Jenny Joseph:

Quando sarò vecchia mi vestirò di viola
con un cappello rosso che non si abbina, e che non mi sta bene.
E spenderò la mia pensione in brandy e in guanti estivi

e in sandali di raso, e dirò che non abbiamo i soldi per il burro.

Quando sarò stanca mi siederò sul marciapiede
e inghiottirò gli assaggi nei negozi e suonerò gli allarmi
e farò tintinnare le inferriate con il mio bastone
e compenserò la sobrietà della mia gioventù.

Uscirò sotto la pioggia in pantofole
e coglierò i fiori nei giardini altrui
e imparerò a sputare.

Si possono portare camicie orribili e ingrassare
si può mangiare un chilo di salsicce in un colpo
o solo pane e sottaceti per una settimana
e si possono accumulare penne e matite
e sottobicchieri e cianfrusaglie nelle scatole.

Ma ora dobbiamo avere vestiti che ci tengono asciutti
e pagare l'affitto e non imprecare per strada
e dare il buon esempio ai bambini.
Dobbiamo invitare gli amici a cena e leggere i giornali.

Ma forse dovrei cominciare a fare un po' di pratica adesso?
Così che la gente che mi conosce non sia troppo scioccata e sorpresa
quando improvvisamente sarò vecchia, e comincerò a vestirmi di viola.

Ho 53 anni e mi rendo perfettamente conto di cosa ho perso invecchiando. Ma sono anche consapevole di tutto ciò che ho invece acquisito. E non parlo solo dell'esperienza, della cultura, della stabilità economica o di una qualche forma di saggezza o pacatezza che si è soliti attribuire a chi non è più giovanissimo. Quello che fa davvero la differenza è la libertà. Libertà di essere me stessa senza compromessi, perché non servono più le pose giovanili che fanno dire (e purtroppo in alcuni casi anche fare) un sacco di stupidaggini; non serve essere simpatica per avere amiche o fidanzati; non serve sentirsi parte di qualcosa, che sia una fede religiosa o politica, una tifoseria, un fan club. Non serve dover dimostrare più nulla a nessuno. Ci sono solo io e il tempo che mi rimane: che sia poco o ancora lungo, sarà un tempo per me.

Ringrazio i colleghi con cui ho discusso i contenuti di questo libro o che mi hanno guidato nella sua stesura con il loro prezioso lavoro. In particolare, ringrazio Fabrizio D'Adda di Fagagna, Marco Sandri, Antonio Paoli e Daniele Nucci.

Sono profondamente grata a Mariangela Gualtieri per avermi regalato questa sua splendida poesia, nella quale mi sono ritrovata sin dai primi versi.

Bibliografia*

1. Un nemico da combattere?

Harman D. (1998), *Aging: Phenomena and Theories*, "Annals of the New York Academy of Sciences", 854:1-7.

da Costa J.P., Vitorino R., Silva G.M., Vogel C., Duarte A.C., Rocha-Santos T. (2016), *A synopsis on aging-Theories, mechanisms and future prospects*, "Ageing Research Review", 29:90-112.

Jin K. (2010), *Modern Biological Theories of Aging*, "Aging Disease", 1:72-74.

Tilly J.L. (2001), *Commuting the death sentence: how oocytes strive to survive*, "Nature Reviews Molecular Cell Biology", 2:838-848.

Belsky D.W., Caspi A., Houts R. *et al.* (2015), *Quantification of biological aging in young adults*, "Proceedings of the National Academy of Sciences USA", 112 (30) E4104-E4110.

Lehallier B., Gate D., Schaum N. *et al.* (2019), *Undulating changes in human plasma proteome profiles across the lifespan*, "Nature Medicine", 25:1843-1850, https://doi.org/10.1038/s41591-019-0673-2.

Doblhammer G., Vaupel J.W. (2001), *Lifespan depends on month of birth*, "Proceedings of the National Academy of Sciences USA", 98(5):2934-2939.

Orgel L.E., Crick F.H.C. (1980), *Selfish DNA: the ultimate parasite*, "Nature", 284:604-607.

Doolittle W.F., Sapienza C. (1980), *Selfish genes, the phenotype paradigm and genome evolution*, "Nature", 284:601-603.

* *I titoli citati in bibliografia seguono l'ordine degli argomenti trattati nel testo.*

Darwkin R. (1976), *The egoistic gene*, Oxford University Press.
Kirkwood T.B.L., Rose M.R. (1991), *Evolution of senescence: late survival sacrificed for reproduction*, "Philosophical Transactions of the Royal Society of London", B33215-24.

2. Si può vivere più a lungo?

Eisenstein M. (2022), *Does the human lifespan have a limit?*, "Nature", 601:S2-S4.
Robine J.M., Allard M., Herrmann F.R., Jeune B. (2019), *The Real Facts Supporting Jeanne Calment as the Oldest Ever Human*, "The Journals of Gerontology", Series A, 74 (Suppl_1):S13-S20.
Pyrkov T.V., Avchaciov K., Tarkhov A.E. *et al.* (2021), *Longitudinal analysis of blood markers reveals progressive loss of resilience and predicts human lifespan limit*, "Nature Communications", 12: 2765-2775.
Kirkwood T.B. (2015), *Deciphering death: a commentary on Gompertz (1825) "On the nature of the function expressive of the law of human mortality, and on a new mode of determining the value of life contingencies"*, "Philosophical Transactions of the Royal Society of London B Biological Sciences", 370:20140379.
Finch C.E., Pike M.C. (1996), *Maximum life span predictions from the Gompertz mortality model*, "The Journal of Gerontology", Series A 51: B183-194.

3. La vita delle cellule

Tumpel S., Rudolph K.L. (2019), *Quiscence: Good and bad of stem cell aging*, "Trends in Cell Biology", 29:672-685.
Hayflick L., Moorhead P.S. (1961), *The serial cultivation of human diploid cell strains*, "Experimental Cell Research", 25:585-621.
Di Micco R., Krizhanovsky V., Baker D. *et al.* (2021), *Cellular senescence in ageing: from mechanisms to therapeutic opportunities*, "Nature Reviews Molecular Cell Biology", 22:75-95.
Rossiello F., Jurk D., Passos J.F. *et al.* (2022), *Telomere dysfunction in ageing and age-related diseases*, "Nature Cell Biology", 24:135-147.
Storer M., Mas A., Robert-Moreno A. *et al.* (2013), *Senescence is a developmental mechanism that contributes to embryonic growth and patterning*, "Cell", 155:1119-1130.
Davaapil H., Brockes J.P., Yun M.H. (2017), *Conserved and novel functions*

of programmed cellular senescence during vertebrate development, "Development", 144:106-114.
Rhinn M., Ritschka B., Keyes W.M. (2019), *Cellular senescence in development, regeneration and disease*, "Development", 146(20):dev151837.
Meier P., Finch A., Evan G. (2000), *Apoptosis in development*, "Nature", 407:796-801.
Berry B.J., Vodičková A., Müller-Eigner A. *et al.* (2022), *Optogenetic rejuvenation of mitochondrial membrane potential extends C. elegans lifespan*, "Nature Aging", https://doi.org/10.1038/s43587-022-00340-7.
Michaloglou C., Vredeveld L.C., Soengas M.S. *et al.* (2005), *BRAFE600-associated senescence-like cell cycle arrest of human naevi*, "Nature", 436:720-724.
Xu M., Pirtskhalava T., Farr J.N. *et al.* (2018), *Senolytics improve physical function and increase lifespan in old age*, "Nature Medicine", 24:1246-1256.
McQuade A., Rajagopalan S., Limbad C. *et al.* (2018), *Cellular Senescence Is Induced by the Environmental Neurotoxin Paraquat and Contributes to Neuropathology Linked to Parkinson's Disease*, "Cell Reports", 22:930-940.
Bussian T.J., Aziz A., Meyer C.F. *et al.* (2018), *Clearance of senescent glial cells prevents tau-dependent pathology and cognitive decline*, "Nature", 562:578-582.
Yun M.H., Davaapil H., Brockes J.P. (2015), *Recurrent turnover of senescent cells during regeneration of a complex structure*, "eLife", May 5;4:e05505.

4. Teorie sull'invecchiamento

Jin K. (2010), *Modern Biological Theories of Aging*, "Aging and disease", 1:72-74.
Junnila R., List E., Berryman D. *et al.* (2013), *The GH/IGF-1 axis in ageing and longevity*, "Nature Reviews in Endocrinology", 9:366-376.
Pearl R. (1928), *The Rate of Living*, Knopf, New York.
de Magalhães J.P., Costa J., Church G.M. (2007), *An Analysis of the Relationship Between Metabolism, Developmental Schedules, and Longevity Using Phylogenetic Independent Contrasts*, "The Journals of Gerontology", Series A, 62:149-160.
Gerschman R., Gilbert D.L., Nye S.W. *et al.* (1954), *Oxygen poisoning and x-irradiation: a mechanism in common*, "Science", 119:623-626.

Harman D. (1956), *Aging: a theory based on free radical and radiation chemistry*, "Journal of Gerontology", 11:298-300.
Shields H.J., Traa A., Van Raamsdonk J.M. (2021), *Beneficial and detrimental effects of reactive oxygen species on lifespan: a comprehensive review of comparative and experimental studies*, "Frontiers in Cell and Developmental Biology", 9: 628157.
Pyrkov T.V., Avchaciov K., Tarkhov A.E. *et al.* (2021), *Longitudinal analysis of blood markers reveals progressive loss of resilience and predicts human lifespan limit*, "Nature Communications", 12:2765-2775.
Ukraintseva S., Arbeev K., Duan M. *et al.* (2021), *Decline in biological resilience as key manifestation of aging: Potential mechanisms and role in health and longevity*, "Mechanisms of Ageng and Development", 194:111418.
Yang J.H., Hayano M., Griffin P.T. *et al.* (2023), *Loss of epigenetic information as a cause of mammalian aging*, "Cell", 86(2):305-326.e27.

5. Quanti anni hai?

Jylhävä J., Pedersen N.L., Hägg S. (2017), *Biological Age Predictors*, "eBioMedicine", 21:29-36.
American Federation for Aging Research (2016), *Biomarkers of Aging: An introduction to Aging Science Brought to You by the American Federation for Aging Research*, Afar, New York.
Drew L. (2022), *Turning back time with epigenetic clocks*, "Nature", 601:S20-S22.
Horvath S., Raj K. (2018), *DNA methylation-based biomarkers and the epigenetic clock theory of ageing*, "Nature Reviews in Genetics", 19:371-384.
Stergachis A.B., Neph S., Reynolds A. *et al.* (2013), *Developmental fate and cellular maturity encoded in human regulatory DNA landscapes*, "Cell", 154:888-903.
Atlasi Y., Stunnenberg H. (2017), *The interplay of epigenetic marks during stem cell differentiation and development*, "Nature Reviews in Genetics", 18:643-658.
Sinclair D.A., Oberdoerffer P. (2009), *The ageing epigenome: damaged beyond repair?*, "Ageing Research Reviews", 8:189-198.
Lu Y., Brommer B., Tian X. *et al.* (2020), *Reprogramming to recover youthful epigenetic information and restore vision*, "Nature", 588:124-129.

Yang J.H., Hayano M., Griffin P.T. *et al.* (2023), *Loss of epigenetic information as a cause of mammalian aging*, "Cell", 86(2):305-326.e27.

Fiorito G., McCrory C., Robinson O. *et al.* (2019), *Socioeconomic position, lifestyle habits and biomarkers of epigenetic aging: a multi-cohort analysis*, "Aging", 11:2045.

Wu X., Huang Q., Javed R. *et al.* (2019), *Effect of tobacco smoking on the epigenetic age of human respiratory organs*, "Clinical Epigenetics", 11:183.

McCartney D.L., Stevenson A.J., Hillary R.F. *et al.* (2018), *Epigenetic signatures of starting and stopping smoking*, "eBioMedicine", 37:214-220.

Quach A., Levine M.E., Tanaka T. *et al.* (2017), *Epigenetic clock analysis of diet, exercise, education, and lifestyle factors*, "Aging", 9:419-446.

6. Il cibo e il corpo

De Cabo R., Mattson M.P. (2019), *Effect of intermittent fasting on health, aging, and disease*, "The New England Journal of Medicine", 381:2541-2551.

Loos R.J.F., Yeo G.S.H. (2022), *The genetics of obesity: from discovery to biology*, "Nat Rev Genet", 23:120-133.

Woo J. (2022), *What is an optimal BMI after eighty?*, "Nature Aging", 2:371-372.

Lv Y., Mao C., Gao X. *et al.* (2022), *The obesity paradox is mostly driven by decreased noncardiovascular disease mortality in the oldest old in China: a 20-year prospective cohort study*, "Nature Aging", 2:389-396.

Kıskaç M., Soysal P., Smith L. *et al.* (2022), *What is the Optimal Body Mass Index Range for Older Adults?*, "Annals of Geriatric Medicine and Research", 26:49-57.

https://www.who.int/news-room/factsheets/detail/obesity-and-overweight

https://www.wcrf.org/diet-activity-and-cancer/

https://www.healthdata.org/sites/default/files/files/policy_report/2019/GBD_2017_Booklet.pdf

https://siia.it/per-il-pubblico/ipertensione/ipertensione-i-numeri-in-italia/

Wang M., McIntee E.J., Cheng G. *et al.* (2000), *Identification of DNA adducts of acetaldehyde*, "Chemical Research in Toxicology", 13:1149-1157.

Garaycoechea J., Crossan G., Langevin F. *et al.* (2018), *Alcohol and en-*

dogenous aldehydes damage chromosomes and mutate stem cells, “Nature”, 553:171-177.
Hodskinson M.R., Bolner A., Sato K. *et al.* (2020), *Alcohol-derived DNA crosslinks are repaired by two distinct mechanisms*, “Nature”, 579:603-608.
Das S.K., Vasudevan D.M. (2007), *Alcohol-induced oxidative stress*, “Life Sciences”, 81:177-187.
Schutze M., Boeing H., Pischon T. *et al.* (2011), *Alcohol attributable burden of incidence of cancer in eight European countries based on results from prospective cohort study*, “The British Medical Journal”, 342:d1584.
Bagnardi V., Rota M., Botteri E. *et al.* (2015), *Alcohol consumption and site-specific cancer risk: a comprehensive dose-response meta-analysis*, “The British Journal of Cancer”, 112:580-593.
Bagnardi V., Rota M., Botteri E. *et al.* (2013), *Light alcohol drinking and cancer: a meta-analysis*, “Annals of Oncology”, 24: 301-308.
Rumgay H., Shield K., Chavat H. *et al.* (2021), *Global burden of cancer in 2020 attributable to alcohol consumption: a population-based study*, “The Lancet Oncology”, 22:1071-1080.
https://www.wcrf.org/diet-activity-and-cancer/risk-factors/alcoholic-drinks-and-cancer-risk/
https://www.cancer.gov/about-cancer/causes-prevention/risk/alcohol/alcohol-fact-sheet#r1
Hydes T.J., Burton R., Inskip H. *et al.* (2019), *A comparison of gender-linked population cancer risks between alcohol and tobacco: how many cigarettes are there in a bottle of wine?*, “BMC Public Health”, 19:316.
Hamajima N., Hirose K., Tajima K. *et al.* & Collaborative Group on Hormonal Factors in Breast Cancer (2002), *Alcohol, tobacco and breast cancer – collaborative reanalysis of individual data from 53 epidemiological studies, including 58,515 women with breast cancer and 95,067 women without the disease*, “The British Journal of Cancer”, 87:1234-1245.
https://www.who.int/europe/news/item/20-10-2021-alcohol-is-one-of-the-biggest-risk-factors-for-breast-cancer
https://www.iarc.who.int/wp-content/uploads/2018/07/WCR_2014_Chapter_2-3.pdf
https://monographs.iarc.who.int/list-of-classifications
GBD 2016 Alcohol Collaborators (2018), *Alcohol use and burden for 195 countries and territories, 1990-2016: a systematic analysis for the Global Burden of Disease Study 2016*, “The Lancet”, 392:1015-1035.

https://www.who.int/europe/news/item/04-01-2023-no-level-of-alcohol-consumption-is-safe-for-our-health
Scahill R.I., Frost C., Jenkins R. *et al.* (2003), *A longitudinal study of brain volume changes in normal aging using serial registered magnetic resonance imaging*, "Archives of Neurology", 60:989-994.
Mukamal K.J., Longstreth Jr W.T., Mittleman M.A. *et al.* (2001), *Alcohol Consumption and Subclinical Findings on Magnetic Resonance Imaging of the Brain in Older Adults*, "Stroke", 32:1939-1946.
Topiwala A., Allan C.L., Valkanova V. *et al.* (2017), *Moderate alcohol consumption as risk factor for adverse brain outcomes and cognitive decline: longitudinal cohort study*, "The British Medical Journal", 357:j2353.
Paul C.A., Au R., Fredman L. *et al.* (2008), *Association of Alcohol Consumption With Brain Volume in the Framingham Study*, "Archives of Neurology", 65:1363-1367.
Chen W.J., Maier S.E., Parnell S.E. *et al.* (2003), *Alcohol and the developing brain: neuroanatomical studies*, "Alcohol Research Health", 27:174-180.
Topiwala A., Wang C., Ebmeier K.P. *et al.* (2022), *Associations between moderate alcohol consumption, brain iron, and cognition in UK Biobank participants: Observational and mendelian randomization analyses*, "Plos Medicine", 19(7):e1004039.
Immonen S., Launes J., Järvinen I. *et al.* (2020), *Moderate alcohol use is associated with decreased brain volume in early middle age in both sexes*, "Scientific Reports", 10(1):13998.
Daviet R., Aydogan G., Jagannathan K. *et al.* (2022), *Associations between alcohol consumption and gray and white matter volumes in the UK Biobank*, "Nature Communications", 13(1):1175.
Gensous N., Garagnani P., Santoro A. *et al.* (2020), *One-year Mediterranean diet promotes epigenetic rejuvenation with country- and sex-specific effects: a pilot study from the NU-AGE project*, "Geroscience", 42:687-701.

7. Infiammazione silente

Arpón A., Riezu-Boj J.I., Milagro F.I. *et al.* (2017), *Adherence to Mediterranean diet is associated with methylation changes in inflammation-related genes in peripheral blood cells*, "Journal of Physiology and Biochemistry", 73:445-455.
Berendsen A.A.M., van de Rest O., Feskens E.J.M. *et al.* (2018), *Chan-*

ges in dietary intake and adherence to the NU-AGE diet following a one-year dietary intervention among European older adults-results of the NU-AGE randomized trial, "Nutrients", 10:1905.

Ovadya Y., Landsberger T., Leins H. *et al.* (2018), *Impaired immune surveillance accelerates accumulation of senescent cells and aging*, "Nature Communications", 9:5435.

Lasry A., Ben-Neriah Y. (2015), *Senescence-associated inflammatory responses: aging and cancer perspectives*, "Trends in Immunology", 36:217-228.

Alirezaei M., Kemball C.C., Flynn C.T. *et al.* (2010), *Short-term fasting induces profound neuronal autophagy*, "Autophagy", 6:702-710.

Barbosa M.C., Grosso R.A., Fader C.M. (2019), *Hallmarks of aging: an autophagic perspective*, "Frontiers in Endocrinology", 9:790.

Aman Y., Schmauck-Medina T., Hansen M. *et al.* (2021), *Autophagy in healthy aging and disease*, "Nature Aging", 1:634-650.

Rinninella E., Cintoni M., Raoul P. *et al.* (2019), *Food components and dietary habits: keys for a healthy gut microbiota composition*, "Nutrients", 11:2393.

Fasano A. (2020), *All disease begins in the (leaky) gut: role of zonulin-mediated gut permeability in the pathogenesis of some chronic inflammatory diseases*, F1000 Research. 9:F1000 Research Faculty Rev-69.

Khoshbin K., Camilleri M. (2020), *Effects of dietary components on intestinal permeability in health and disease*, "American Journal of Physiology – Gastrointestinal and Liver Physiology", 319:G589-G608.

Zwick R.K., Guerrero-Juarez C.F., Horsley V. *et al.* (2018), *Anatomical, physiological, and functional diversity of adipose tissue*, "Cell Metabolism", 27:68-83.

Zmora N., Bashiardes S., Levy M. *et al.* (2017), *The role of the immune system in metabolic health and disease*, "Cell Metabolism", 25:506-521.

Tilg H., Moschen A.R. (2006), *Adipocytokines: mediators linking adipose tissue, inflammation and immunity*, "Nature Reviews in Immunology", 6:772-783.

Franceschi C., Garagnani P., Parini P. *et al.* (2018), *Inflammaging: a new immune-metabolic viewpoint for age-related diseases*, "Nature Reviews Endocrinology", 14:576-590.

Green D.R., Galluzzi L., Kroemer G. (2011), *Mitochondria and the autophagy-inflammation-cell death axis in organismal aging*, "Science", 333:1109-1112.

Ashrafi G., Schwarz T.L. (2013), *The pathways of mitophagy for quality*

control and clearance of mitochondria, "Cell Death and Differentiation", 20:31-42.
Flanagan E.W., Most J., Mey J.T. *et al.* (2020), *Calorie restriction and aging in humans*, "Annual Review of Nutrition", 40:105-133.
Kaplan J.L., Shi H.N., Walker W.A. (2011), *The role of microbes in developmental immunologic programming*, "Pediatric Research", 69:465-472.
Zheng D., Liwinski T., Elinav E. (2020), *Interaction between microbiota and immunity in health and disease*, "Cell Research", 30:492-506.
Donohoe D.R., Garge N., Zhang X. *et al.* (2011), *The microbiome and butyrate regulate energy metabolism and autophagy in the mammalian colon*, "Cell Metabolism", 13:517-526.
Winer D.A., Luck H., Tsai S. *et al.* (2016), *The intestinal immune system in obesity and insulin resistance,* "Cell Metabolism", 23:413-426.
Morais L.H., Schreiber H.L., Mazmanian S.K. (2020), *The gut microbiota-brain axis in behaviour and brain disorders*, "Nature Reviews Microbiology", 19:241-255.

8. L'attività fisica, secondo la scienza

Larsson L., Degens H., Li M. *et al.* (2019), *Sarcopenia: Aging-Related Loss of Muscle Mass and Function*, "Physiological Reviews", 99:427-511.
Yoo S.Z., No M.H., Heo J.W. *et al.* (2018), *Role of exercise in age-related sarcopenia*, "Journal of Exercise Rehabilitation", 14:551-558.
https://www.cdc.gov/physicalactivity/basics/adults/index.htm
Romanello V., Sandri M. (2021), *The connection between the dynamic remodeling of the mitochondrial network and the regulation of muscle mass*, "Cellular and Molecular Life Sciences", 78:1305-1328.
Novotny S.A., Warren G.L., Hamrick M.W. (2015), *Aging and the Muscle-Bone Relationship*, "Physiology", 30:8-16.
Morri M., Ambrosi E., Chiari P. *et al.* (2019), *One-year mortality after hip fracture surgery and prognostic factors: a prospective cohort study*, "Scientific Reports", 9:18718.
Tang V.L., Sudore R., Cenzer I.S. *et al.* (2017), *Rates of Recovery to Pre-Fracture Function in Older Persons with Hip Fracture: an Observational Study*, "Journal of General Internal Medicine", 32:153-158.
Rizzato A., Marcolin G., Paoli A. (2022), *Non-exercise activity thermogenesis in the workplace: The office is on fire*, "Frontiers in Public Health", 10:1024856.

Ekelund U., Steene-Johannessen J., Brown W.J. *et al.* (2016), *Does physical activity attenuate, or even eliminate, the detrimental association of sitting time with mortality? A harmonised meta-analysis of data from more than 1 million men and women*, “Lancet”, 388:1302-1310.

Larsen R.N., Kingwell B.A., Sethi P. *et al.* (2014), *Breaking up prolonged sitting reduces resting blood pressure in overweight/obese adults*, “Nutrition, Metabolism and Cardiovasc Diseases”, 24:976-982.

Brocklebank L.A., Andrews R.C., Page A. *et al.* (2017), *The acute effects of breaking up seated office work with standing or light-intensity walking on interstitial glucose concentration: a randomized crossover trial*, “Journal of Physical Activity and Health”, 14:617-625.

GBD 2019 Dementia Forecasting Collaborators (2022), *Estimation of the global prevalence of dementia in 2019 and forecasted prevalence in 2050: an analysis for the Global Burden of Disease Study 2019*, “The Lancet”, 7:e105-e125.

Livingston G., Huntley J., Sommerlad A. *et al.* (2020), *Dementia prevention, intervention, and care: 2020 report of the Lancet Commission*, The Lancet Commissions, 396:413-446.

Dougherty R.J., Schultz S.A., Kirby T.K. *et al.* (2017), *Moderate Physical Activity is Associated with Cerebral Glucose Metabolism in Adults at Risk for Alzheimer's Disease*, “Journal of Alzheimer's Disease”, 58:1089-1097.

Marquez D.X., Wilson R., Aguiñaga S. *et al.* (2017), *Regular Latin Dancing and Health Education may Improve Cognition of Late Middle-Aged and Older Latinos*, “Journal of Aging and Physical Activity”, 25:482-489.

Lazarou I., Parastatidis T., Tsolaki A. *et al.* (2017), *International ballroom dancing against neurodegeneration: A randomized controlled trial in Greek community-dwelling elders with mild cognitive impairment*, “American Journal of Alzheimer's Disease & Other Dementias”, 32:489-499.

Guzmán-García A., Mukaetova-Ladinska E., James I. (2013), *Introducing a Latin ballroom dance class to people with dementia living in care homes, benefits and concerns: A pilot study*, “Dementia”, 12:523-535.

Kneafsey R. (1997), *The therapeutic use of music in a care of the elderly setting: a literature review*, “Journal of Clinical Nursing”, 6:341-346.

Guétin S., Portet F., Picot M.C. (2009), *Effect of Music Therapy on Anxiety and Depression in Patients with Alzheimer's Type Dementia: Randomised, Controlled Study*, “Dementia and Geriatric Cognitive Disorders”, 28:36-46.

Schuch F.B., Vancampfort D., Richards J. *et al.* (2016), *Exercise as a treatment for depression: A meta-analysis adjusting for publication bias*, "Journal of Psychiatric Research", 77:42-51.
Gujral S., Aizenstein H., Reynolds C.F. *et al.* (2017), *Exercise effects on depression: Possible neural mechanisms*, "General Hospital Psychiatry", 49:2-10.
Spiegel K., Leproult R., Van Cauter E. (1999), *Impact of sleep debt on metabolic and endocrine function*, "The Lancet", 354:1435-1439.
Miller M.A., Cappuccio F.P. (2007), *Inflammation, sleep, obesity and cardiovascular disease*, "Current vascular pharmacology", 5:93-102.
Cappuccio F.P., D'Elia L., Strazzullo P. *et al.* (2010), *Sleep duration and all-cause mortality: a systematic review and meta-analysis of prospective studies*, "SLEEP", 33:585-592.
Swanson C.M., Kohrt W.M., Buxton O.M. *et al.* (2018), *The importance of the circadian system & sleep for bone health*, "Metabolism", 84:28-43.
Rasch B., Born J. (2013), *About sleep's role in memory*, "Physiological Reviews", 93:681-766.
Klinzing J.G., Niethard N., Born J. (2019), *Mechanisms of systems memory consolidation during sleep*, "Nature Neurosciences", 22:1598-1610.
Abel T., Havekes R., Saletin J.M. *et al.* (2013), *Sleep, plasticity and memory from molecules to whole-brain networks*, "Current Biology", 23:R774-788.
Liu S., Liu Q., Tabuchi M. *et al.* (2016), *Sleep Drive Is Encoded by Neural Plastic Changes in a Dedicated Circuit*, "Cell", 165:1347-1360.
Krause A.J., Simon E.B., Mander B.A. *et al.* (2017), *The sleep-deprived human brain*, "Nature Reviews in Neuroscience", 18:404-418.

9. Prevenire

Patrignani P., Patrono C. (2016), *Aspirin and Cancer*, "Journal of the American College of Cardiology", 68:967-976.
Burn J., Sheth H., Elliott F. *et al.* and CAPP2 Investigators (2020), *Cancer prevention with aspirin in hereditary colorectal cancer (Lynch syndrome), 10-year follow-up and registry-based 20-year data in the CAPP2 study: a double-blind, randomised, placebo-controlled trial*, "The Lancet", 395:1855-1863.
Guo C.G., Ma W., Drew D.A. *et al.* (2021), *Aspirin Use and Risk of Colorectal Cancer Among Older Adults*, "JAMA Oncology", 7:428-435.
Forman H.J., Zhang H. (2021), *Targeting oxidative stress in disease: pro-*

mise and limitations of antioxidant therapy, "Nature Reviews in Drug Discovery", 20:689-709.

Lawenda B.D., Kelly K.M., Ladas E.J. *et al.* (2008), *Should Supplemental Antioxidant Administration Be Avoided During Chemotherapy and Radiation Therapy?*, "Journal of the National Cancer Institute", 100:773-783.

https://www.nccih.nih.gov/health/antioxidants-in-depth

https://www.salute.gov.it/portale/donna/dettaglioContenutiDonna.jsp?lingua=italiano&id=4511&area=Salute%20donna&menu=prevenzione

https://www.epicentro.iss.it/vaccini/anziani

NIH Consensus Development Panel on Osteoporosis Prevention, Diagnosis, and Therapy (2001), *Osteoporosis prevention, diagnosis, and therapy*, "JAMA", 285:785-795.

Cauley J.A. (2018), *Screening for Osteoporosis*, "JAMA", 319:2483-2485.

Terushkin V., Halpern A.C. (2009), *Melanoma early detection*, Hematology Oncology Clinics of North America, 23:481-500.

10. Sesso e genere

Yusipov I., Bacalini M.G., Kalyakulina A. *et al.* (2020), *Age-related DNA methylation changes are sex-specific: a comprehensive assessment*, "Aging", 12:24057-24080.

Austad S.N., Fischer K.E. (2016), *Sex differences in lifespan*, "Cell Metabolism", 23:1022-1033.

Ostan R., Monti D., Gueresi P. *et al.* (2016), *Gender, aging and longevity in humans: an update of an intriguing/neglected scenario paving the way to a gender-specific medicine*, "Clinical Science", 130:1711-1725.

Giuliani C., Garagnani P., Franceschi C. (2018), *Genetics of human longevity within an eco-evolutionary nature-nurture framework*, "Circulation Research", 123:745-772.

Zeng Y., Nie C., Min J. *et al.* (2018), *Sex differences in genetic associations with longevity*, "JAMA Network Open", 1:e181670.

Hägg S., Jylhävä J. (2021), *Sex differences in biological aging with a focus on human studies*, "eLife", 10:e63425.

Lemaître J.-F., Ronget V., Tidière M. *et al.* (2020), *Sex differences in adult lifespan and aging rates of mortality across wild mammals*, "PNAS", 117:8546-8553.

Holdcroft A. (2007), *Gender Bias in research: how does it affect evidence based medicine?*, "Journal of the Royal Society of Medicine", 100:2-3.
Viola A. (2022), *Il sesso è (quasi) tutto. Evoluzione, diversità e medicina di genere*, Feltrinelli, Milano.
Gardner M., Bann D., Wiley L. *et al.* (2014), *Gender and telomere length: Systematic review and meta-analysis*, "Experimental Gerontology", 51:15-27.
Remot F., Ronget V., Froy H. *et al.* (2020), *No sex differences in adult telomere length across vertebrates: a meta-analysis*, "Royal Society Open Science", 7:200548.
Minnai F., De Bellis G., Dragani T.A. *et al.* (2022), *COVID-19 mortality in Italy varies by patient age, sex and pandemic wave*, "Scientific Reports", 12:4604.
Angioni R., Sánchez-Rodríguez R., Munari F. *et al.* (2020), *Age-severity matched cytokine profiling reveals specific signatures in Covid-19 patients*, "Cell Death and Diseases", 11:957.
Walford R.L. (1964), *The Immunologic Theory of Aging*, "The Gerontologist", 4:195-197.
Pawelec G. (2018), *Age and immunity: What is "immunosenescence"?*, "Experimental Gerontology", 105:4-9.
Pawelec G. (2007), *Immunosenescence comes of age. Symposium on Aging Research in Immunology: The Impact of Genomics*, EMBO Reports, 8:220-223.
Pawelec G. (2012), *Hallmarks of human "immunosenescence": adaptation or dysregulation?*, "Immunity & Ageing", 9:15.
Caruso C., Accardi G., Virruso C., Candore G. (2013), *Sex, gender and immunosenescence: a key to understand the different lifespan between men and women?*, "Immunity & Ageing", 10:20.
Accardi G., Caruso C. (2018), *Immune-inflammatory responses in the elderly: an update*, "Immunity & Ageing", 15:11.
Mogilenko D.A., Shchukina I., Artyomov M.N. (2022), *Immune ageing at single-cell resolution*, "Nature Reviews Immunology", 22:484-498.
Turner J.E. (2016), *Is immunosenescence influenced by our lifetime "dose" of exercise?*, "Biogerontology", 17:581-602.
Lian J., Yue Y., Yu W. *et al.* (2020), *Immunosenescence: a key player in cancer development*, "Journal of Hematology & Oncology", 13:151-169.
Alpert A., Pickman Y., Leipold M. *et al.* (2019), *A clinically meaningful metric of immune age derived from high-dimensional longitudinal monitoring*, "Nature Medicine", 25:487-495.

Klein S., Flanagan K. (2016), *Sex differences in immune responses*, "Nature Reviews Immunology", 16:626-638.
Hamilton J.B., Mestler G.E. (1969), *Mortality and survival: comparison of eunuchs with intact men and women in a mentally retarded population*, "Journal of Gerontology", 24:395-411.
Min K.J., Lee C.K., Park H.N. (2012), *The lifespan of Korean eunuchs*, "Current Biology", 22:R792-R793.
Borras C., Gambini J., Viña J. (2007), *Mitochondrial oxidant generation is involved in determining why females live longer than males*, "Frontiers in Biosciences", 12:1008-1013.
Talamanca L., Gobet C., Naef F. (2023), *Sex-dimorphic and age-dependent organization of 24-hour gene expression rhythms in humans*, "Science", 379:478-483.

11. Il tempo dei sessi

Nielsen C.R., Ahrenfeldt L.J., Jeune B. *et al.* (2021), *Healthy life expectancy by frailty state in Europe from 2004 to 2015: findings from SHARE*, "European Journal of Public Health", 31:554-560.
Hägg S, Jylhävä J. (2021), *Sex differences in biological aging with a focus on human studies*, "eLife", 10:e63425.
Rance N.E., Dacks P.A., Mittelman-Smith M.A. *et al.* (2013), *Modulation of body temperature and LH secretion by hypothalamic KNDy (kisspeptin, neurokinin B and dynorphin) neurons: a novel hypothesis on the mechanism of hot flushes*, "Frontiers in Neuroendocrinology", 34:211-227.
Marjoribanks J., Farquhar C., Roberts H. *et al.* (2017), *Long-term hormone therapy for perimenopausal and postmenopausal women*, Cochrane Database of Systematic Reviews 1 (CD004143).
Beral V., Gaitskell K., Hermon C. *et al.* (2015), *Collaborative Group on Epidemiological Studies of Ovarian Cancer Menopausal hormone use and ovarian cancer risk: individual participant meta-analysis of 52 epidemiological studies*, "The Lancet", 385:1835-1842.
Prague J.K., Roberts R.E., Comninos A.N. (2017), *Neurokinin 3 receptor antagonism as a novel treatment for menopausal hot flushes: a phase 2, randomised, double-blind, placebo-controlled trial*, "The Lancet", 389:1809-1820.
Hoga L., Rodolpho J., Gonçalves B., Quirino B. (2015), *Women's experience of menopause: a systematic review of qualitative evidence*, JBI

Database of Systematic Reviews and Implementation Reports, 13:250-337.
Huhtaniemi I., Forti G. (2011), *Male late-onset hypogonadism: pathogenesis, diagnosis and treatment*, "Nature Reviews in Urology", 8:335-344.
Morley J.E., Kaiser F.E., Perry H.M. *et al.* (1997), *Longitudinal changes in testosterone, luteinizing hormone, and follicle-stimulating hormone in healthy older men*, "Metabolism", 46:410-413.
Chahal H.S., Drake W.M. (2007), *The endocrine system and ageing*, "The Journal of Pathology", 211:173-180.
Cussons A.J., Bhagat C.I., Fletcher S.J., Walsh J.P. (2002), *Brown-Séquard revisited: a lesson from history on the placebo effect of androgen treatment*, "Medical Journal of Australia", 177:678-679.
Knight E.L., Christian C.B., Morales P.J. *et al.* (2017), *Exogenous testosterone enhances cortisol and affective responses to social-evaluative stress in dominant men*, "Psychoneuroendocrinology", 85:151-157.
Nair K.S., Rizza R.A., O'Brien P. *et al.* (2006), *DHEA in elderly women and DHEA or testosterone in elderly men*, "The New England Journal of Medicine", 355:1647-1659.
Schooling C.M., Zhao J.V. (2021), *Investigating the association of testosterone with survival in men and women using a Mendelian randomization study in the UK Biobank*, "Scientific Report", 11:14039.
Cauley J.A. (2015), *Estrogen and bone health in men and women*, "Steroids", 99:11-15.
Wang L., You X., Zhang L. *et al.* (2022), *Mechanical regulation of bone remodeling*, "Bone Research", 10:16.
Janssen I., Heymsfield S.B., Wang Z.M., Ross R. (2000), *Skeletal muscle mass and distribution in 468 men and women aged 18-88 yr*, "The Journal of Applied Physiology", 89:81-88.
Doherty T.J. (2003), *Aging and sarcopenia*, "The Journal of Applied Physiology", 95:1717-1727.
Mosca L., Barrett-Connor E., Wenger N.K. (2011), *Sex/gender differences in cardiovascular disease prevention: what a difference a decade makes*, "Circulation", 124:2145-2154.
Pavon J.M., Whitson H.E., Okun M.S. (2010), *Parkinson's disease in women: a call for improved clinical studies and for comparative effectiveness research*, "Maturitas", 65:352-358.
Alzheimer's Association Report 2020, *Alzheimer's disease facts and figures*, "Alzheimer's & Dementia", 16:391-460.
Kinney J.W., Bemiller S.M., Murtishaw A.S. *et al.* (2018), *Inflammation as*

a central mechanism in Alzheimer's disease, "Alzheimer's & Dementia", 4:575-590.
Rocca W.A., Bower J.H., Maraganore D.M. *et al.* (2007), *Increased risk of cognitive impairment or dementia in women who underwent oophorectomy before menopause*, "Neurology", 69:1074-1083.
Hogervorst E., Bandelow S. (2007), *Should surgical menopausal women be treated with estrogens to decrease the risk of dementia?*, "Neurology", 69:1070-1071.
Rocca W.A., Lohse C.M., Smith C.Y. *et al.* (2021), *Association of Premenopausal Bilateral Oophorectomy With Cognitive Performance and Risk of Mild Cognitive Impairment*, "JAMA Network Open", 4(11):e2131448.
Vinogradova Y., Dening T., Hippisley-Cox J. *et al.* (2021), *Use of menopausal hormone therapy and risk of dementia: nested case-control studies using QResearch and CPRD databases*, "The British Medical Journal", 374:n2182.
Heneka M.T., Carson M.J., El Khoury J. *et al.* (2015), *Neuroinflammation in Alzheimer's disease*, "The Lancet Neurology", 14:388-405.
Kodama L., Guzman E., Etchegaray J.I. *et al.* (2020), *Microglial microRNAs mediate sex-specific responses to tau pathology*, "Nature Neuroscience", 23:167-171.
Kodama L., Gan L. (2019), *Do Microglial Sex Differences Contribute to Sex Differences in Neurodegenerative Diseases?*, "Trends in Molecular Medicine", 25:741-749.
Poewe W., Seppi K., Tanner C. *et al.* (2017), *Parkinson disease*, "Nature Reviews Disease Primers", 3:17013.
Saunders-Pullman R., Wang C., Stanley K., Bressman S.B. (2011), *Diagnosis and referral delay in women with Parkinson's disease*, "Gender Medicine", 8:209-217.
Tosserams A., Araújo R., Pringsheim T. *et al.* (2018), *Underrepresentation of women in Parkinson's disease trials*, "Movement Disorders", 33:1825-1826.
Göttgens I., van Halteren A.D., de Vries N.M. *et al.* (2020), *The Impact of Sex and Gender on the Multidisciplinary Management of Care for Persons With Parkinson's Disease*, "Frontiers in Neurology", 11:576121.

12. La ricerca della longevità

Santoro S., Bientinesi E., Monti D. (2021), *Immunosenescence and inflammaging in the aging process: age-related diseases or longevity?*, "Ageing Research Reviews", 71:101422.

Sebastiani P., Perls T.T. (2012), *The genetics of extreme longevity: lessons from the new England centenarian study*, "Frontiers in Genetics", 3:277.

Vaupel J.W., Carey J.R., Christensen K. *et al.* (1998), *Biodemographic trajectories of longevity*, "Science", 280:855-860.

Di Micco R., Krizhanovsky V., Baker D. *et al.* (2021), *Cellular senescence in ageing: from mechanisms to therapeutic opportunities*, "Nature Reviews Molecular and Cell Biology", 22:75-95.

Raffaele M., Vinciguerra M. (2022), *The costs and benefits of senotherapeutics for human health*, "The Lancet Healthy Longevity", 3:10.1016/S2666-7568(21)00300-7.

Amor C., Feucht J., Leibold J. *et al.* (2020), *Senolytic CAR T cells reverse senescence-associated pathologies*, "Nature", 583:127-132.

Meydani S.N., Das S.K., Pieper C.F. *et al.* (2016), *Long-term moderate calorie restriction inhibits inflammation without impairing cell-mediated immunity: a randomized controlled trial in non-obese humans*, "Aging", 8:1416-1431.

Fontana L., Partridge L., Longo V.D. (2010), *Extending healthy life span--from yeast to humans*, "Science", 328:321-326.

Spadaro O., Youm Y., Shchukina I. *et al.* (2022), *Caloric restriction in humans reveals immunometabolic regulators of health span*, "Science", 375:671-677.

Viola A., Nucci D. (2022), *Il cibo buono. C'è più gusto a nutrirsi bene*, Gribaudo, Verona.

Madeo F., Carmona-Gutierrez D., Hofer S.J., Kroemer G. (2019), *Caloric restriction mimetics against age-associated disease: targets, mechanisms, and therapeutic potential*, "Cell Metabolism", 29:592-610.

Stekovic S., Hofer S.J., Tripolt N. *et al.* (2019), *Alternate day fasting improves physiological and molecular markers of aging in healthy, non-obese humans*, "Cell Metabolism", 30:462-476.

Cignarella F., Cantoni C., Ghezzi L. *et al.* (2018), *Intermittent fasting confers protection in cns autoimmunity by altering the gut microbiota*, "Cell Metabolism", 27:1222-1235.

Wilkinson M.J., Manoogian E.N.C., Zadourian A. *et al.* (2020), *Ten-hour time-restricted eating reduces weight, blood pressure, and atherogenic lipids in patients with metabolic syndrome*, "Cell Metabolism", 31:92-104.

Liu D., Huang Y., Huang C. *et al.* (2022), *Calorie restriction with or without time-restricted eating in weight loss*, "The New England Journal of Medicine", 386:1495-1504.

Maifeld A., Bartolomaeus H., Löber U. *et al.* (2021), *Fasting alters the gut microbiome reducing blood pressure and body weight in metabolic syndrome patients*, "Nature Communications", 12:1970.
De Cabo R., Mattson M.P. (2019), *Effect of intermittent fasting on health, aging, and disease*, "The New England Journal of Medicine", 381:2541-2551.
Longo V.D., Di Tano M., Mattson M.P. *et al.* (2021), *Intermittent and periodic fasting, longevity and disease*, "Nature Aging", 1:47-59.
Hirsch T., Rothoeft T., Teig N. *et al.* (2017), *Regeneration of the entire human epidermis using transgenic stem cells*, "Nature", 551:327-332.
Wright A., Arthaud-Day M.L., Weiss M.L. (2021), *Therapeutic use of mesenchymal stromal cells: the need for inclusive characterization guidelines to accommodate all tissue sources and species*, "Frontiers in Cellular and Developmental Biology", 9:632717.
Cossu G., Birchall M., Brown T. *et al.* (2018), *Lancet Commission: Stem cells and regenerative medicine*, "The Lancet", 391:883-910.

13. La longevità sostenibile

Mavrodaris A., Mattocks C., Brayne C.E. (2021), *Healthy ageing for a healthy planet: do sustainable solutions exist?*, "The Lancet – Healthy Longevity", 2: E10-E11.
Tynkkynen L.K., Pulkki J., Tervonen-Gonçalves L. *et al.* (2022), *Health system reforms and the needs of the ageing population – an analysis of recent policy paths and reform trends in Finland and Sweden*, "European Journal of Ageing", 19:221-232.
Gilleard C., Higgs P. (1998), *Old people as users and consumers of healthcare: a third age rhetoric for a fourth age reality?*, "Ageing Society", 18:233-248.
https://www.nicerx.com/best-healthcare-countries/
Wang F., Wang J.D., Huang Y.X. (2016), *Health expenditures spent for prevention, economic performance, and social welfare*, "Health Economics Reviews", 6:45.
Wang F., Wang J.D. (2021), *Investing preventive care and economic development in ageing societies: empirical evidences from OECD countries*, "Health Economics Reviews", 11:18.
Gandjour A., Lauterbach K. (2005), *Does prevention save costs? Considering deferral of the expensive last year of life*, "Journal of Health Economics", 24:715-724.

Daviglus M., Liu K., Pirzada A. *et al.* (2005), *Cardiovascular risk profile earlier in life and Medicare costs in the last year of life*, "Archives of Internal Medicine", 165:1028-1034.

Gandjour A. (2009), *Aging diseases – do they prevent preventive health care from saving costs?*, "Health Economics", 18(3):355-362.

Fries J. (2005), *Frailty, heart disease, and stroke: the Compression of Morbidity paradigm*, "American Journal of Preventive Medicine", 29(5 Suppl 1):164-168.

Steinberg B.A., Bhatt D.L., Mehta S. *et al.* (2008), *Nine-year trends in achievement of risk factor goals in the US and European outpatients with cardiovascular disease*, "American Heart Journal", 156:719-727.

Oxley H. (2009), *Policies for healthy ageing: an overview*, OECD, Paris.

Kim H.S., Oh C.Y., Ahn K.H. (2022), *A Survey on Public Perceptions of Low Fertility: A Social Research Panel Study*, "Journal of Korean Medical Science", 37(25):e203.

Koskenvuo L., Malila N., Pitkäniemi J. *et al.* (2019), *Sex differences in faecal occult blood test screening for colorectal cancer*, "British Journal of Surgery", 106:436-447.

McCashland T.M., Brand R., Lyden E., de Garmo P. (2001), *Gender differences in colorectal polyps and tumor*, "American Journal of Gastroenterology", 96:882-886.

Campbell R., Ferrante J. (2001), *Predictors of advanced stage colorectal cancer diagnosis: results of a population-based study*, "Cancer Detection and Prevention", 25:430-438.

Woods S.E., Basho S., Engel A. (2006), *The influence of gender on colorectal cancer stage: the state of Ohio, 1996-2001*, "Journal of Womens' Health", 15:877-881.

Woods S.E., Narayanan K., Engel A. (2005), *The influence of gender on colon cancer stage*, "Journal of Womens' Health", 14:478-483.

Marmot M.G., Bosma H., Hemingway H. *et al.* (1997), *Contribution of job control and other risk factors to social variations in coronary heart disease incidence*, "The Lancet", 350:235-239.

Anekwe C.V., Jarrell A.R., Townsend M.J. *et al.* (2020), *Socioeconomics of Obesity*, "Current Obesity Reports", 9:272-279.

Kivimäki M., Batty G.D., Pentti J. *et al.* (2020), *Association between socioeconomic status and the development of mental and physical health conditions in adulthood: a multi-cohort study*, "The Lancet Public Health", 5:e140-e149.

Marden J.R., Tchetgen E.J., Kawachi I., Glymour M.M. (2017), *Contribu-*

tion of socioeconomic status at 3 life-course periods to late-life memory function and decline: early and late predictors of dementia risk, "American Journal of Epidemiology", 186:805-814.

Cadar D., Lassale C., Davies H. *et al.* (2018), *Individual and area-based socioeconomic factors associated with dementia incidence in England: evidence from a 12-year follow-up in the English Longitudinal Study of Ageing*, "JAMA Psychiatry", 75:723-732.

UCL Institute of Health Equity (2010), *Fair society. Healthy lives. Strategic review of health inequalities in England post-2010*, London ("The Marmot Review"; http://www.instituteofhealthequity.org/projects/fair-society-healthy-lives-the-marmot-review).

World Health Organization (2015), *World Report on Ageing and Health*, Geneva.

Kara E., Thakoor V. (2022), *Macroeconomic effects of climate change in an aging world*, International Monetary Fund Working Paper, WP/22/258.

Götmark F., Cafaro P., O'Sullivan J. (2018), *Aging Human Populations: Good for Us, Good for the Earth*, "Trends in Ecology & Evolution", 33:851-862.

https://www.europarl.europa.eu/RegData/etudes/ATAG/2022/733677/EPRS_ATA(2022)733677_EN.pdf

Indice

Made in the USA
Monee, IL
08 November 2026

67383072R00104